AF494038

L'ŒUVRE MÉDICO-CHIRURGICAL

Dr CRITZMAN, Directeur

Monographies Cliniques

SUR

les Questions Nouvelles

en Médecine

en Chirurgie, en Biologie

N° 43

(publié le 12 octobre 1905)

DIAGNOSTIC DE LA TUBERCULOSE

PAR LES

NOUVEAUX PROCÉDÉS DE LABORATOIRE

PAR

L. NATTAN-LARRIER

CHEF DE CLINIQUE DE LA FACULTÉ

PARIS

MASSON ET Cie, ÉDITEURS

LIBRAIRES DE L'ACADÉMIE DE MÉDECINE

120, BOULEVARD SAINT-GERMAIN (6e)

CONDITIONS DE LA PUBLICATION

La science médicale réalise journellement des progrès incessants, les questions et découvertes vieillissent pour ainsi dire au moment même de leur éclosion. Les traités de médecine et de chirurgie, quelque rapides que soient leurs différentes éditions, auront toujours grand'peine à se tenir au courant.

C'est pour obvier à ce grave inconvénient, auquel les journaux, à cause de leur devoir de donner les nouvelles médicales de toutes sortes et nullement coordonnées, ne sauraient remédier, que nous avons fondé, avec le concours des savants et des praticiens les plus autorisés, un recueil de Monographies destinées à pouvoir être ajoutées par le lecteur même aux traités de médecine et de chirurgie qu'il possède, les tenant ainsi au courant de toutes les innovations et de toutes les grandes découvertes médicales.

Nous tenant essentiellement sur le terrain pratique, nous essayons de donner à chaque problème une formule complète. La valeur et l'importance des questions sont examinées d'une manière critique, de façon à constituer un chapitre entier, digne de figurer dans le meilleur traité médico-chirurgical.

La *Médecine* proprement dite, la *Thérapeutique*, la *Chirurgie* et *toutes les spécialités médicales* sont représentées dans notre collection. Les Sciences naturelles n'y seront pas non plus négligées. La *Zoologie*, la *Microbiologie* avec la sérothérapie et les problèmes de l'immunité, la *Chimie biologique* et les toxines trouveront une large place dans cette publication.

Chaque question y est traitée, soit par celui dont les travaux l'ont soulevée, soit par l'un des auteurs les plus compétents, et chacun, homme de science, praticien ou simple étudiant, pourra facilement et sans perte de temps y étudier la question qui l'intéresse. On y trouvera réunies la presque totalité des grandes découvertes médicales traitées d'une manière classique. Par sa nature même, par son but, notre publication doit être et sera absolument éclectique. Elle ne dépendra d'aucune école.

Les **Monographies** *n'ont pas de périodicité régulière.*

Nous publions, aussi souvent qu'il est nécessaire, des fascicules de 30 à 40 pages, dont chacun résume une question à l'ordre du jour, et cela de telle sorte qu'aucune ne puisse être omise au moment opportun.

Les Éditeurs acceptent des souscriptions payables par avance, pour une série de 10 monographies, au prix de **10** francs pour la France et **12** francs pour l'étranger.

Chaque Monographie est vendue séparément 1 fr. 25.

Toutes les communications relatives à la Direction doivent être adressées sous le couvert du Dr Critzman, 28, rue Greuze, 16e, à Paris.

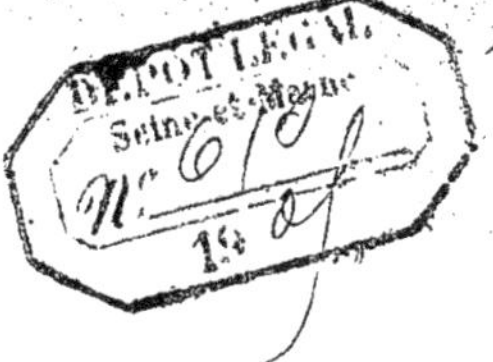

L'ŒUVRE MÉDICO-CHIRURGICAL

— N° 43 —

Dr CRITZMAN, Directeur

DIAGNOSTIC DE LA TUBERCULOSE

PAR LES

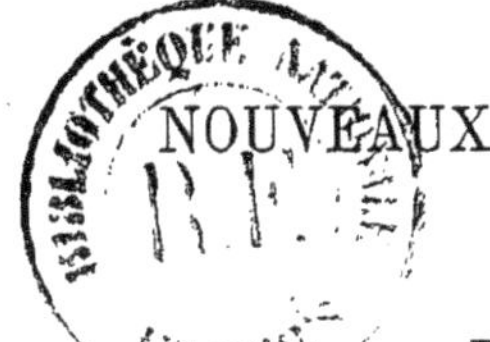

NOUVEAUX PROCÉDÉS DE LABORATOIRE

PAR

L. NATTAN-LARRIER

CHEF DE CLINIQUE DE LA FACULTÉ

AVANT PROPOS

Le diagnostic de la tuberculose a été l'objet de récents travaux dont les uns appartiennent au domaine de la clinique, dont les autres relèvent du laboratoire : l'épreuve de la tuberculine et la radioscopie dépendent de la clinique; le sérodiagnostic, le cytodiagnostic, la bactérioscopie, les nouveaux procédés de culture et d'inoculation ressortissent au laboratoire. Bornant notre étude à ces cinq dernières méthodes, nous montrerons comment on recherche par le *sérodiagnostic* les propriétés agglutinantes du sérum des tuberculeux et par le *cytodiagnostic* les réactions leucocytaires de leurs séreuses; grâce à la *bactérioscopie indirecte*, on trouvera le bacille de Koch, dans des liquides où on ne pouvait encore le déceler; à l'aide des milieux, récemment préconisés, on obtiendra des *cultures* premières, en un temps très court; l'*injection dans la mamelle* abrégera la longue période qui s'écoulait jadis avant que l'on pût connaître le résultat d'une inoculation.

SÉRODIAGNOSTIC

En 1898, Arloing[1] parvint à obtenir une race de bacille de Koch qui donnait des cultures homogènes en milieu liquide; Arloing et Courmont montrèrent bientôt que ces cultures pouvaient être agglutinées par le sérum sanguin des tuberculeux : dès lors les recherches sur le sérodiagnostic de

1. S. Arloing, *C. R. Acad. des Sciences*, 9 mai 1898, 16 mai 1898, 31 mai 1898; pour la bibliographie de la question : voir Arloing et Courmont, *Congrès de Londres*, 1902, et Berthelon, *Variations de l'agglutination*, thèse de Lyon, 1904.

la tuberculose se multiplièrent; Arloing et Courmont éclairèrent les côtés théoriques de la question et précisèrent les indications cliniques de la méthode; leurs conclusions furent bientôt confirmées par les travaux de Ferré, Mongour, Buard, Rothamel, Mosny, Carrière, Widal et Ravaut, Bendix, Romberg. Mais, si la plupart des auteurs français reconnurent la valeur du sérodiagnostic, Beck, Rabinovitch, Horton Smith et Armit n'admirent pas son importance.

Les cultures homogènes du bacille de Koch[1]. — Les premières cultures homogènes furent obtenues par sélection des cultures ordinaires sur pomme de terre; Arloing isola les colonies qui, à la partie inférieure du tube, au contact du liquide de condensation, avaient pris un aspect plus luxuriant, plus gras, et plus brillant; ces colonies, cultivées dans des milieux liquides que l'on agitait chaque jour, y donnèrent une émulsion homogène, et perdirent toute aptitude à végéter en voile, ou à se déposer en grumeau. Les bacilles avaient pris des caractères constants, différents de ceux du bacille de Koch ordinaire.

Ensemencé en bouillon glycériné dans un matras que l'on agite tous les jours, le bacille d'Arloing et Courmont produit en dix jours un trouble uniforme qui fait perdre sa transparence au milieu; lorsque les cultures vieillissent au repos, le bouillon s'éclaircit, un léger voile se forme parfois à sa surface, et des amas de bacilles se déposent au fond du flacon.

Sur milieu solide, le bacille pousse sous la forme d'un voile lisse ou plissé, humide et blanchâtre. Sur gélose ordinaire, les ensemencements restent le plus souvent stériles; sur gélose glycérinée, les colonies se développent, au contraire, en 3 ou 4 jours. Une goutte d'une culture homogène, examinée au microscope, sans coloration, montre, à côté de petits amas formés de bacilles enchevêtrés, des bacilles *isolés et mobiles*. La colorabilité de ces bacilles est variable : dans les cultures jeunes, issues de

1. On verse dans des matras à long col et à fond plat, d'une capacité de 75 cent. cubes, 25 cent. cubes de bouillon de veau ou de bœuf peptoné à 1 ou 2 p. 100 et glycériné à 6 p. 100, puis on stérilise ces matras à l'autoclave; l'ensemencement se fait à l'aide de 15 à 20 gouttes d'une culture âgée de 8 jours; les ballons sont mis à l'étuve à 38° ou 39°; *chaque jour ils sont soigneusement agités pendant 2 minutes*; au bout de 8 à 12 jours, on peut les employer pour la recherche de l'agglutination.

« Lorsque la culture paraît à point, disent Arloing et Courmont, on essaie le degré d'agglutinabilité des différents ballons avec un *sérum étalon*. Les ballons trop pauvres sont remis à l'étuve, les ballons trop riches sont dilués avec du bouillon jusqu'au point voulu, ce qui se fait facilement avec un peu d'habitude; on mélange les cultures qui donnent ainsi le taux voulu d'agglutination par des sérums connus; on ajoute au mélange la dose indiquée de formol (1 à 2 centimètres cubes de formol du commerce pour 200 centimètres cube de culture) et on répartit la culture totale bien agitée dans de petits flacons dont on se servira au fur et à mesure des besoins. Il sera, bon d'ailleurs, pour plus de sûreté, lorsqu'on commence à user de chacun de ces petits ballons, de l'éprouver avec les sérums-étalons ou même plusieurs sérums connus. On peut avoir ainsi une culture liquide normale, totale, ayant subi le minimum de manipulation et dont le degré d'agglutinabilité est connu et fixe pour quelque temps.... Le même degré d'agglutinabilité des cultures formolées ne se conserve pas indéfiniment, il baisse au bout d'une dizaine de jours. Il est donc prudent de ne pas se servir de cultures formolées depuis plus de 15 jours environ. Les cultures de 15 jours présentent le plus souvent un dépôt de bacilles, il est nécessaire de secouer fortement ces tubes pour leur rendre leur aspect trouble. »

repiquages successifs très rapprochés, on trouve des bacilles qui ne résistent pas à la décoloration par les acides; mais, en vieillissant, le bacille d'Arloing reprend les caractères tinctoriaux du bacille de Koch. L'inoculation des cultures donne des résultats inconstants : par l'inoculation intra-péritonéale du bacille homogène nous avons tuberculisé le cobaye dans 10 p. 100 des cas; nos inoculations intra-mammaires ont, dans 20 p. 100 des expériences, déterminé une tuberculose généralisée.

Le bacille, isolé par Arloing et Courmont, est agglutinable; mais ce caractère n'appartient pas à toutes les cultures homogènes du bacille de Koch. Arloing et Courmont en ont étudié trois espèces : la première pouvait être agglutinée par le sérum des animaux tuberculeux, la deuxième n'était pas agglutinable, la troisième le fut tout d'abord, mais perdit par la suite cette propriété [1].

Technique du sérodiagnostic. — Arloing et Courmont recommandèrent primitivement d'employer pour le sérodiagnostic des cultures, en bouillon glycériné, âgées de huit à dix jours [2]; puis, ils conseillèrent de laisser les cultures à l'étuve pendant un mois, et de les diluer, avant d'en faire usage, dans le sérum physiologique à 8 p. 1000 : à l'aide d'une pipette, étranglée à sa partie moyenne, on mesure une certaine quantité de culture que l'on verse dans un tube stérilisé; puis on lui ajoute quinze ou vingt fois son volume de sérum de manière à obtenir une dilution légèrement opalescente, qui montre, si on l'agite, des ondes soyeuses [3]. Si l'on a quelque habitude du sérodiagnostic [4], on arrive facilement à réaliser, d'emblée, la dilution la plus favorable à la recherche de l'agglutination, mais, pour plus de sûreté, on doit toujours essayer la solution avec un sérum-étalon.

Le sang, qui doit servir au sérodiagnostic, peut être recueilli soit par piqûre du doigt, soit par application d'une ventouse scarifiée : un centimètre cube et demi de sang fournit une quantité de sérum suffisante pour un sérodiagnostic.

L'agglutination des bacilles doit être observée, à l'œil nu, et non par l'examen microscopique [5]; la réaction se fait d'ordinaire dans des tubes

1. Le premier échantillon était celui qui fournit à Arloing et Courmont le matériel de leurs recherches sur l'agglutination. Voir Arloing et Courmont, *Revue de la tuberculose*, n°s 3 et 4, 1904, et Berthelon, thèse de Lyon, 1904.

2. Les cultures très riches, qui ont poussé très vite, s'agglutinent trop facilement; les cultures dont le développement s'est fait péniblement, s'agglutineront trop difficilement. Pour apprécier les cultures, on les essaye avec un *sérum-étalon*, qui agglutine, à un titre connu, une culture normale; — ce sérum-étalon peut être conservé plusieurs mois aseptiquement dans un endroit frais; — si la culture est trop tendre, on la remet à l'étuve; si elle est trop dure, on la dilue jusqu'à ce qu'elle donne avec le sérum-étalon une agglutination normale; avec un peu d'habitude, on reconnaît à l'œil nu si une culture est favorable à l'agglutination, mais l'emploi du sérum-étalon s'impose néanmoins toujours.

3. Voir S. Arloing et P. Courmont, *Province médicale*, 17 mai 1902.

4. Plusieurs auteurs ont employé pour le sérodiagnostic des cultures sur milieux solides, émulsionnées en milieu liquide, tels sont le procédé de Koch et celui de Romberg, *Deutsche med. Woch.*, 1901, n°s 18 et 19.

5. Buard, thèse de Bordeaux, 1900, *Journal de physiol. et de Pathol. générale*,

de verre stérilisés, larges de 7 millimètres, hauts de 4 centimètres et demi, arrondis au niveau de leur fond; on en place cinq dans un petit porte-tubes : dans les trois premiers, on met dix gouttes de la culture jeune ou de la culture diluée, dans le quatrième on en met quinze, dans le cinquième vingt.

La pipette, qui a servi à mesurer les gouttes de culture, lavée au bouillon stérilisé, puis séchée à la flamme, s'emploie encore pour doser les gouttes de sérum; le premier tube, qui doit servir de témoin, n'en reçoit aucune; on en laisse soigneusement tomber deux dans le deuxième tube, on en met une seule dans le quatrième et dans le cinquième. Le sérodiagnostic est ainsi essayé au 5e, au 10e, au 15e et au 20e. Pour mélanger le sérum et la culture, on aspire et on refoule doucement, à plusieurs reprises, à l'aide d'une pipette, le contenu de chaque tube.

La réaction n'est achevée qu'au bout de deux heures à six heures [1].

L'agglutination se caractérise par l'éclaircissement complet de la culture et par la précipitation des bacilles en petits flocons neigeux ou en amas pulvérulent [2]. « Les *réactions négatives* laissent le liquide trouble comme dans le tube témoin, sans flocon ni dépôt abondant; les *réactions incomplètes* avec dépôt au fond, mais avec persistance d'un trouble plus ou moins accusé au-dessus du dépôt, ne peuvent servir que d'indication ».

La lecture des résultats est donc très simple : si le précipité ne s'est formé que dans la dilution au cinquième, c'est que la réaction, positive au cinquième, est négative au dixième, au quinzième et au vingtième; si l'agglutination s'est produite dans tous les tubes, on dit que la réaction est positive au vingtième.

Interprétation de la réaction. — L'interprétation des phénomènes varie suivant l'âge du sujet dont provient le sérum : « Pour l'homme [3], disent Arloing et Courmont, nous n'attachons d'importance aux agglutinations qu'à partir de 1/5 ». Le sérum de l'adulte normal agglutine, en effet, légèrement les cultures, mais son pouvoir agglutinant reste toujours inférieur à 1/5 [4].

15 sept. 1900, et *Gaz. hebd. des sciences médicales de Bordeaux*, sept. 1900, après avoir fait un mélange à parties égales de sérum et de culture très jeune, examine immédiatement les préparations au microscope.

1. « Les modifications les plus importantes se passent dans les premières heures; au delà de ce temps elles sont négligeables. Le sérum-étalon sera encore, sous ce rapport, le meilleur guide : le résultat donné par le sérum sera noté au bout du temps nécessaire pour l'agglutination-limite par le sérum-étalon à la dilution maxima. » (Arloing et Courmont, *Congrès de Londres*, 1901).

2. Lorsque l'agglutination ne se produit pas, il peut arriver que la superficie du liquide prenne pourtant par le repos un aspect plus transparent : il s'agit d'une sédimentation qui se distingue facilement de l'agglutination, puisqu'elle se montre aussi bien dans le tube témoin que dans les autres tubes.

3. Le sérum sanguin de quelques animaux possède un pouvoir agglutinant physiologique bien plus élevé; à l'état normal le sérum sanguin du cheval agglutine à 1 p. 15 et au delà, le sérum de la vache agglutine complètement à 1 p. 5 et incomplètement à 1 p. 10. Voir Descos, La séroréaction chez l'enfant, *Journal de Physiol. et de path. générale*, janvier 1903.

4. Romberg, *Deutsche medic. Woch.*, 1901, nos 18 et 19, et *München med. Woch.*, 1902, no 3, prélève quelques gouttes de sang au niveau du cordon sur 39 nouveaux-nés : leur sérum ne donne aucune réaction, même à 1 p. 1; De Nobele et Beyer, *Soc.*

Le sérum de l'enfant, au moment de la naissance, ne contient pas d'agglutinines. Mais il n'en est plus de même, lorsque le sujet avance en âge; le sérum des grands enfants, âgés de plus de huit ans, possède à l'état normal un pouvoir agglutinant qui s'élève jusqu'à 1 p. 3, sans pourtant atteindre ce taux[1]. On pourra donc, chez l'enfant, faire état d'agglutinations très faibles, qui, chez l'adulte, ne pourraient être prises en considération : pour les enfants très jeunes, « on devra tenir compte de la moindre ébauche d'agglutination, au moins à titre d'indication sérieuse »; pour les enfants plus âgés, une agglutination à 1 p. 3 possédera déjà une réelle valeur.

Mais, chez l'enfant comme chez l'adulte, toute réaction incomplète ne sera admise qu'avec réserve. « Surtout dans l'application du sérodiagnostic à la tuberculose humaine, disent Arloing et Courmont, il faut savoir rester dans le doute, quitte à être fixé par un ou plusieurs examens répétés ultérieurement. »

Résultats du sérodiagnostic. — *Tuberculose de l'adulte.* — Sur 400 sujets pris au hasard à l'hôpital, Arloing et Courmont ont observé :

a) *Malades tuberculeux d'après la clinique* :	Réactions positives.	87,9 p. 100.
	— négatives.	12,1 —
b) *Malades non tuberculeux d'après la clinique* :	— positives.	34,6 —
	— négatives.	65,4 —
c) *Sujets sains en apparence* :	— positives.	26,8 —
	— négatives.	73,2 —

Deux faits résultent de cette statistique : *un tiers des sujets qui paraissent sains sont reconnus entachés de tuberculose par l'épreuve du séro-*

med. de Gand, 3 décembre 1903, sur 19 sujets âgés de deux à treize jours, n'obtiennent aucune agglutination à 1 p. 5. Decos, *loc. cit.*, examine le sang du cordon, sur 20 nouveaux-nés, les réactions restent négatives à 1 p. 5, à 1 p. 3, à 1 p. 2, et même à 1 p. 1 : on peut donc établir que le sang du nouveau-né ne possède normalement aucun pouvoir agglutinant. L'enfant né d'une femme tuberculeuse ne possède même pas un sérum agglutinant. Trois enfants, nés à terme de mères atteintes de tuberculose légère, sont examinés par Descos : leur sérum n'est pas agglutinant, tandis que celui de leur mère agglutine les cultures, au 1/10 ou au 1/15. Nous avons étudié, au pavillon des débiles de la Maternité en 1903, quatre enfants nés avant terme (huit mois et demi, huit mois, sept mois et demi, sept mois) de femmes tuberculeuses dont le sérum possédait un pouvoir agglutinant très net; le sérum de ces nouveaux-nés n'agissait pas sur les cultures. L'agglutinine ne passe donc de la mère au fœtus. Dans un cas pourtant Arloing constata une agglutination égale sur une vache tuberculeuse et sur le veau qu'elle avait mis bas.

1. La limite supérieure de l'agglutination varie aussi suivant l'âge du sujet. La statistique générale de Marini porte sur 81 cas : 56 de ses malades, âgés de plus de 20 ans, donnent 55 réactions p. 100 d'un titre supérieur à 1 p. 10. La statistique de Descos, par contre, ne donne chez les nourrissons et les petits enfants que 20 réactions p. 100 et chez les grands enfants que 31,5 réactions p. 100 supérieures à 1/5. A mesure que les sujets avancent en âge le pouvoir agglutinant devient donc plus fort. Il semble que, pour l'adulte, le chiffre extrême soit 1 p. 40, tandis que l'agglutination ne s'élève pas en général au-dessus de 1 p. 15 pour les enfants. — Dans les espèces animales la limite supérieure de l'agglutination est très variable, d'après Arloing et P. Courmont, *Journ. de Physiol. et de Pathol. générale*, 1900, n° 1, le pouvoir agglutinant du sérum peut atteindre 1 p. 600 chez le chien et 1 p. 80 chez le lapin tandis qu'il ne dépasse pas 1 p. 20 pour la vache et le cobaye.

diagnostic et, d'autre part, *tous les tuberculeux ne possèdent pas un sérum agglutinant.*

Le premier fait[1] démontre la sensibilité de la méthode : il est d'accord avec l'anatomie pathologique qui prouve la fréquence de la tuberculose chez les sujets indemnes en apparence[2].

On ne peut tirer du deuxième fait une objection contre la méthode, il s'explique facilement, en effet, si l'on étudie de près les statistiques : on y constate que les réactions sont souvent négatives chez les malades atteints de tuberculose avancée et que les tuberculoses graves, granulies, pneumonies caséeuses, méningites, ne fournissent presque jamais de réactions positives. *La séroréaction caractérise donc plus spécialement les processus tuberculeux récents ou bénins.* C'est ce que démontrent les recherches expérimentales. « Les agglutinations, dans ces expériences, paraissent subordonnées à deux facteurs, disent Arloing et Courmont[4] : 1° la virulence de l'agent tuberculisant, 2° la susceptibilité de l'espèce à la tuberculose. Le développement du pouvoir agglutinant chez un individu semble demander que cet individu résiste le plus possible à l'infection tuberculeuse. Il résistera dans deux cas : lorsque son organisme offrira naturellement un milieu peu propre à l'évolution de la tuberculose; ou bien lorsque, offrant un terrain propice, il reçoit un virus affaibli. »

Tuberculoses chirurgicales[5]. — La statistique d'Arloing et Courmont se résume ainsi :

Lésions non tuberculeuses 11 cas.	Réactions positives.......	0
	— négatives......	11 (100 p. 100)
Lésions cliniquement tuberculeuses 55 cas.	— positives.......	41 (74,54 p. 100)
	— négatives......	14 (25,46 p. 100)

La statistique de Marini est encore plus favorable à la méthode, elle donne 14 résultats positifs pour 14 malades atteints de tuberculose chirurgicale. Mais, en réalité, il en est de la tuberculose chirurgicale comme de la tuberculose médicale, aux cas graves correspondent souvent des séroréactions négatives.

1. Les recherches poursuivies au moyen de la tuberculine donnent les mêmes résultats (Beck, *Deutsche med. Woch.*, 1899, et Franck, *Münch. med. Woch.*, 1902, n° 7.)

2. « Il se peut d'ailleurs que la séro-réaction traduise des lésions très légères : quant à la question de savoir si une séro-réaction ne peut exister sans qu'il y ait des lésions tuberculeuses apparentes, c'est un point à réserver, car il est possible qu'une imprégnation tuberculeuse antérieure due à des lésions guéries ou bien à des lésions très minimes qui échappent aux recherches, ou encore un microbisme tuberculeux latent puisse expliquer une pareille hypothèse. » (Arloing et Courmont.)

3. Marini, *La sero-reazione nella tuberculosi*, Bologne, 1904, donne les éléments de la statistique suivante :

Tuberculose des 1er et 2e degrés	réactions négatives.	5,2 p. 100
— du 3e degré	réactions négatives.	25 —

4. Arloing et Courmont, *Journal de Physiol. et Path. générale*, n° 1, 1900.

5. Arloing et Courmont, *Congrès de Londres*, 1901, et Clément, thèse de Lyon, 1899.

Tuberculose de l'enfant. — Descos[1] a donné la statistique générale :

A. *Enfants cliniquement tuberculeux*	= 105	Réactions positives..	76 = 72,38 p. 100
		— douteuses.	16 = 15,24 —
		— négatives.	13 = 12,35 —
B. *Enfants cliniquement douteux*	= 18	— positives..	9 = 50 —
		— douteuses.	1 = 5,55 —
		— négatives.	8 = 44,44 —
C. *Enfants cliniquement non tuberculeux*	= 47	— positives..	6 = 12,76 —
		— douteuses.	0 = 0 —
		— négatives.	41 = 87,2 —

Pour 100 cas médicaux, Descos obtient 77 résultats positifs, 10,7 douteux et 12,3 négatifs. Le détail de ses observations montre que, chez l'enfant comme chez l'adulte, les réactions sont d'autant plus faibles que la tuberculose est plus virulente[2].

Causes d'erreur. — *a*) Au cours de la *fièvre typhoïde*, le sérum des malades peut acquérir la propriété d'agglutiner le bacille de Koch : 75 p. 100 des typhiques, observés par Arloing et Courmont, possédaient un sérum capable d'agglutiner le bacille de Koch « à un degré aussi élevé que des sérums de tuberculeux »; le sérum de 54 p. 100 des typhiques examinés par Marini agglutinait à un titre élevé le bacille de Koch. Dans quelques cas, la coexistence des deux agglutinations peut être due à l'existence simultanée des deux infections, mais l'observation clinique et l'anatomie pathologique (Arloing et Courmont, Marini) ont prouvé que le bacille de Koch était agglutiné par le sérum de typhiques indemnes de toute tare tuberculeuse. L'infection Éberthienne suffit à provoquer l'apparition d'agglutinines qui agissent à la fois sur le bacille d'Éberth et sur le bacille de Koch[3]. La méthode d'Arloing et Courmont ne servira donc ni à distinguer la fièvre typhoïde de la granulie ni à dépister la tuberculose chez les typhiques (Arloing et Courmont).

b) Dès ses premières communications, Arloing avait démontré que le sérum des animaux acquérait la propriété d'agglutiner le bacille de Koch lorsqu'on leur faisait ingérer des substances telles que le gaïacol, la créosote, l'eucalyptol, le sublimé. Mais les recherches de Hawthorn[4] ont prouvé que le gaïacol, la créosote, le cacodylate de soude, l'eucalyptol, employés aux doses thérapeutiques ordinaires, ne confèrent pas de propriétés agglutinantes au sérum de l'homme. Il n'en est pas de même des sels de mercure. Sous peine de s'exposer à une erreur, on ne cherchera

1. Descos, *loc. cit.*, voir aussi Buard, thèse de Bordeaux, 1900.

2. Les résultats, variables pour la tuberculose pulmonaire chronique, sont douteux pour la méningite et négatifs pour la granulie. Dans les tuberculoses atténuées au contraire, la réaction est très nette et se produit à un titre élevé, il en est de même pour la tuberculose des séreuses; — résultats positifs : 73 p. 100 dans les péritonites; 80 p. 100 dans les pleurésies; 100 p. 100 dans les péricardites. — Les tuberculoses chirurgicales, à localisations ostéoarticulaires, offrent des résultats positifs dans 90 p. 100 des cas.

3. Ces deux actions ne sont pas dues à l'apparition d'une même substance et les deux agglutinines ne possèdent pas une activité égale.

4. Hawthorn, *loc. cit.*

pas à obtenir la réaction d'Arloing et Courmont avec le sérum des malades qui sont traités depuis quelque temps par le mercure.

En résumé, la méthode d'Arloing et Courmont, si elle est employée sur des sujets indemnes de fièvre typhoïde et sur des malades qui n'ont pas été soumis au traitement mercuriel, fournit de très importants renseignements. L'agglutination est une « *réaction de défense* »; le séro-diagostic ne décèlera pas d'ordinaire les tuberculoses avancées ou graves, mais il facilitera le diagnostic des lésions initiales de la tuberculose pulmonaire et il permettra de reconnaître les infections tuberculeuses qui évoluent lentement et à bas bruit. Les renseignements, fournis par le séro-diagnostic, se rapprochent de ceux qui sont donnés par l'épreuve de la tuberculine. Les deux méthodes démontrent que l'organisme est entaché de tuberculose, sans pouvoir prouver que l'accident, dont on recherche l'origine, soit dû à cette maladie. Le séro-diagnostic d'Arloing et Courmont ne peut donc se passer du secours de la clinique pour élucider le diagnostic de la tuberculose. Ajoutons, pour notre part, que dans le laboratoire et dans le service de notre maître le Professeur Dieulafoy, nous avons très souvent employé le sérodiagnostic qui nous a toujours fourni des renseignements d'une haute importance et d'une grande précision.

EXAMEN DES LIQUIDES SÉRO-FIBRINEUX

L'étude directe des sérosités tuberculeuses se fera par deux procédés : le *sérodiagnostic*, qui recherche les propriétés agglutinantes du liquide épanché, et le *cytodiagnostic*, qui étudie les caractères des cellules qu'il contient; l'exposé de cette dernière méthode, dont l'importance s'accroît de jour en jour, nous retiendra longtemps.

SÉRODIAGNOSTIC DES ÉPANCHEMENTS

C'est à P. Courmont que sont dus les plus importants travaux sur le séro-diagnostic des épanchements tuberculeux. Dès sa première communication [1] Courmont établissait que « les épanchements non tuberculeux des séreuses ne sont pas agglutinants pour les cultures liquides de bacille de Koch à partir d'un certain degré de dilution »; mais il ajoutait que « les épanchements tuberculeux sont presque toujours agglutinants pour les mêmes cultures dans les proportions de 1 p. 10 en moyenne, souvent plus que le sérum sanguin des mêmes malades ». Ces conclusions étaient fondées sur l'examen de 14 pleurésies ou hydrothorax, de 8 ascites, de 1 kyste du genou, de 1 liquide céphalo-rachidien. A la suite de cette note, Courmont [2] publia

1. P. Courmont, *Soc. de biol.*, 28 mai 1898.
2. P. Courmont, *Presse méd.*, 11 juin 1898; *Congrès de la tuberculose*, Paris, 1898; *Archiv. de méd. exp.* et *Soc. de biol.*, nov. 1900.

une série d'intéressants mémoires, que bientôt confirmèrent les recherches de Widal et Ravaut[1] et les thèses de Feitu[2] et de Grillot[3].

L'examen des liquides séro-fibrineux se fait comme celui du sérum sanguin; on recueille l'épanchement dans un vase stérilisé, puis lorsque le caillot fibrineux s'est formé, on prélève à la pipette quelques gouttes de liquide séreux que l'on mélange avec la quantité voulue de la culture homogène. Les résultats de la recherche doivent être observés dans les premières heures qui suivent sa mise en train.

Pleurésies. — P. Courmont, puis Feitu, Grillot et Marini[4] ont publié de nombreux travaux sur le sérodiagnostic des épanchements pleuraux : leurs études peuvent être ainsi résumées :

		Courmont.	Marini.	Grillot.	Feitu.
		—	—	—	—
Pl. tuberculeuses...........	r. positifs.	74 p. 100	88 p. 100	58 p. 100	85 p. 100
— d'origine douteuse........	—	81 —	82 —		

L'intensité de la réaction est variable : pour les pleurésies des tuberculeux, Courmont trouve 2 réactions supérieures à 1 p. 10 sur 23 résultats positifs et, pour les pleurésies d'origine douteuse, 6 résultats égaux ou supérieurs à 1 p. 10 sur 13 résultats positifs; de même, Marini obtient, pour les épanchements du deuxième groupe, 4 réactions sur 9 supérieures ou égales à 1 p. 10 tandis que ceux du premier ne lui fournissent que 2 réactions sur 17 égales ou supérieures à 1 p. 10.

Ascites. — Courmont a étudié le séro-diagnostic dans treize ascites tuberculeuses : onze donnèrent des agglutinations positives dont huit étaient égales ou supérieures à 1 p. 10. Deux tuberculoses péritonéales graves donnèrent des réactions négatives.

Méningites. — Les méningites tuberculeuses, comme les autres tuberculoses aiguës, ne provoquent pas l'apparition d'agglutinines : des liquides céphalo-rachidiens, provenant de deux méningites de l'enfant et d'une méningite de l'adulte, ne donnèrent à Courmont que des réactions négatives ou douteuses.

On peut donc dire avec Courmont que : « la plupart des liquides séreux tuberculeux agglutinent le bacille de Koch de 1 p. 5 à 1 p. 20, mais qu'un certain nombre de liquides séreux tuberculeux peuvent ne pas donner une séro-réaction positive même à 1 p. 5. En général ces derniers faits concernent les cas graves ou mortels, à lésions spécialement virulentes, ou évoluant chez des tuberculeux à la période terminale ».

LE CYTODIAGNOSTIC

C'est à Widal et Ravaut que revient le mérite d'avoir montré l'importance des éléments cellulaires que contiennent les épanchements patho-

1. Widal et Ravaut, *Congrès de Londres*, 1901.
2. Feitu, thèse de Lyon, 1900.
3. Grillot, thèse de Lyon, 1904.
4. Marini, *La séro-reazione nella tuberculosi*, Bologne, 1904.

logiques. Lancereaux, Quincke[1], Frænkel avaient déjà décrit les cellules qui sont en suspension dans les épanchements cancéreux. Plus récemment, Korczynski et Wernicki[2], Winiarski[3], Ehrlich, Grawitz avaient observé dans les liquides pleurétiques des lymphocytes, des polynucléaires, des cellules endothéliales, mais aucun d'entre eux n'avait essayé de déterminer les caractères cytologiques des épanchements tuberculeux. Les recherches de Widal et Ravaut apportèrent, au contraire, une importante contribution au diagnostic de la tuberculose.

Technique du cytodiagnostic. — Les éléments cellulaires que contiennent les épanchements séro-fibrineux ne sont pas très nombreux, aussi est-il nécessaire de soumettre à la centrifugation les liquides que l'on veut examiner; mais cette opération n'est possible que s'ils ont été préalablement défibrinés. La *défibrination*[5] peut être réalisée par deux procédés. Tantôt 20 centimètres cubes de liquide, recueilli aseptiquement par ponction exploratrice, sont projetés avant la formation du caillot dans un vase stérilisé; on ajoute des perles de verre, puis on agite le tout jusqu'à ce que de petits flocons de fibrine se soient formés. Tantôt on attend que le coagulum se soit produit et l'on verse le liquide et le caillot mêlés à des perles de verre dans un vase stérilisé que l'on agite pendant dix minutes : on parvient ainsi à rompre les mailles de la fibrine et à mettre en liberté les éléments cellulaires qu'elle contenait.

Dans les cas où le liquide que l'on doit examiner ne renferme pas de fibrine, on peut le verser au sortir de la seringue dans les tubes à centrifuger ou même l'y laisser couler directement du pavillon de l'aiguille, c'est cette technique que l'on emploie pour l'étude du liquide céphalo-rachidien.

La *centrifugation* constitue le deuxième temps de l'opération : elle peut se faire à l'aide de tout centrifugeur. Mais on emploie, de préférence, les appareils qui sont animés d'un mouvement de rotation très rapide tels que les centrifugeurs à eau et les centrifugeurs électriques. La centrifugation n'est terminée qu'au moment où tous les éléments cellulaires se sont déposés dans le fond du tube; en pratique, on reconnaît facilement que l'opération est achevée d'après le seul aspect du culot. On décante alors le liquide résiduel dont on ne doit conserver que deux ou trois gouttes; à l'aide d'une fine baguette de verre, on dissocie le culot, puis on l'aspire et enfin on le projette sur des lames où on l'étale aussitôt.

Les lames, séchées à l'air libre ou à l'étuve à 37°, sont fixées par un mélange à parties égales d'alcool absolu et d'éther, si la coloration se fait par l'hématéine-éosine ou le bleu polychrome. On emploie la platine chauffante au

1. Quincke, *Deutsch Arch. f. klin. Med.*, 1882, p. 580.
2. Korczynski et Wernicki, *Pzeglad lekarski*, 1891, n° 17 et 18.
3. Winiarski, *Kronika lekarska*, 1896.
4. Ravaut, *Le diagnostic de la nature des épanchements séro-fibrineux de la plèvre (le cyto-diagnostic)*, thèse de Paris, 1901.
5. La défibrination ne modifie pas la formule cytologique des épanchements comme l'ont démontré les travaux de Sabrazès et Muratet, *Gaz. hebd. des Sc. méd. de Bordeaux*, 11 nov. 1901, et de Widal, *Soc. de biol.*, 5 janvier 1901.

toluène ou les vapeurs d'acide osmique, si l'on doit recourir au triacide d'Ehrlich.

Les trois colorants les plus usités sont l'hématéine-éosine, le bleu polychrome d'Unna et le triacide d'Ehrlich. On les emploie de la façon suivante :

Hématéine-éosine. — On verse à la surface de la lame une solution concentrée d'hématéine qu'on laisse agir pendant quatre à cinq minutes, on lave la lame à l'eau courante pendant quelques minutes, puis on la colore, pendant un temps très court, avec la solution aqueuse d'éosine à 0,5 p. 100; on termine en lavant à nouveau la préparation à l'eau distillée.

Bleu polychrome. — On verse à la surface de la lame quelques gouttes de bleu polychrome d'Unna, qu'on laisse agir pendant 2 à 3 minutes. On lave la préparation à l'eau distillée, puis à l'alcool à 60°, et enfin à l'alcool absolu. On la sèche rapidement.

Triacide d'Ehrlich. — Pour fixer la préparation, on doit placer la lame au-dessus d'un godet contenant une solution d'acide osmique à 1 p. 100; on prolonge l'action du réactif pendant 50 secondes. Puis on verse à la surface de la préparation le colorant qu'on laisse agir pendant un quart d'heure ou vingt minutes, on lave enfin la préparation à l'eau distillée.

Résultats du cytodiagnostic. — *Pleurésie séro-fibrineuse aiguë.* — La formule cytologique de la pleurésie séro-fibrineuse primitive est caractérisée par la prédominance des *lymphocytes*, auxquels se joignent de nombreuses hématies et quelques éléments dont le gros noyau pâle est entouré d'un protoplasma légèrement basophile[1]. Les recherches de Widal et Ravaut ont démontré que le nombre des lymphocytes s'accroit au cours de la maladie, tandis que les polynucléaires neutrophiles[1], déjà très rares dès les premiers jours de la pleurésie, ne tardent pas à disparaître complètement.

La *lymphocytose* caractérise donc la formule cytologique des pleurésies sérofibrineuses[2]; mais peut-on dire que toutes les pleurésies à lymphocytes sont des pleurésies tuberculeuses[3]? Quinze cobayes inoculés par Widal et Ravaut avec le liquide de quinze pleurésies franches aiguës, deviennent tous tuberculeux; les quinze liquides possédaient une formule à lymphocytes. Trente-deux cobayes sont inoculés avec des liquides pro-

1. Barjon et Cade, *Arch. méd. des hôpitaux de Lyon*, 7 mars 1902, ont signalé au début des pleurésies l'apparition des cellules endothéliales ou de gros mononucléaires qui ne tardent pas à disparaître.

2. Dans quelques cas de pleuro-tuberculose reproduisant le type de la pleurésie *a frigore*, les éosinophiles s'associant en nombre égal, ou supérieur, aux neutrophiles. Burnet, thèse Paris, 1904, donne deux formuless cytologique de pleurésie franche aiguë à lymphocytes et éosinophiles, dont l'inoculation tuberculisa le cobaye; la 1re pleurésie présentait : lymphocytes 74 p. 100, cellules endothéliales et mononucléaires 16 p. 100, polynucléaires neutrophiles 5 p. 100, éosinophiles 5 p. 100, nombreuses hématies; la 2e contenait : lymphocytes 70 p. 100, cellules endothéliales et mononucléaires 18 p. 100, polynucléaires, 5 p. 100, éosinophiles, 7 p. 100.

3. Dans deux cas de pleurésie rhumatismale, nous avons vu un épanchement caractérisé au début de la maladie, par une abondante lymphocytose, *Tribune médicale*, 1904.

venant de vingt épanchements pleuraux, développés chez des cardiaques ou des brightiques, pas un de ces animaux n'est atteint de tuberculose[1] : or, aucun des vingt liquides ne contenait de lymphocytes. Les cultures ont aussi contribué à démontrer la valeur de la lymphocytose pleurale. Les pleurésies qui ensemencées sur sang gélosé donnèrent à Bezançon et Griffon des colonies de bacilles tuberculeux étaient des pleurésies à lymphocytes; les douze cas, que Vetter cultiva avec succès, présentaient la même formule cytologique[2].

Le sérodiagnostic est, lui aussi, d'accord avec le cytodiagnostic : 11 épanchements, dont la formule n'est pas caractérisée par la lymphocytose, donnent à Widal et Ravaut[3] 11 sérodiagnostics négatifs; 11 pleurésies à lymphocytes leur donnent 9 séroréactions positives, 1 douteuse, 1 négative[4].

L'anatomie pathologique confirme encore la valeur de la lymphocytose pleurale : il est rare que des malades atteints de pleurésie franche aiguë, séro-fibrineuse, viennent à succomber au cours de leur maladie; pourtant nous avons eu, deux fois, l'occasion de noter des tubercules de la plèvre à l'autopsie de malades dont la pleurésie s'était signalée par une abondante lymphocytose. Grillot a observé plusieurs faits analogues.

La constatation d'une abondante lymphocytose dans un liquide pleural permet donc d'affirmer qu'il est de nature tuberculeuse.

Pleurésie tuberculeuse secondaire. — A côté de la pleurésie tuberculeuse primitive, il faut faire une place spéciale aux *pleurésies tuberculeuses secondaires* qui possèdent une formule cytologique bien spéciale; d'après Ravaut, au début de ces épanchements, le cytodiagnostic montre la prédominance des polynucléaires, auxquels se joignent quelques lymphocytes et quelques gros éléments mononucléés, qui représentent soit des cellules endothéliales, soit de grands mononucléaires. Si l'organisme peut faire les frais d'une véritable réaction, à cette formule se substitue la lymphocytose, mais le plus souvent la réaction lymphocytaire ne se produit pas, et les polynucléaires périssent sur place; les épanchements tuberculeux secondaires, à leur période d'état, ne contiennent plus que quelques lymphocytes, dont le protoplasma a disparu, et des polynucléaires neutrophiles, dont les noyaux sont en dissolution[5].

Cette formule cytologique n'est pas moins caractéristique que celle de la tuberculose pleurale primitive : Widal et Ravaut ne l'ont jamais rencontrée en dehors des pleuro-tuberculoses secondaires : ils l'ont notée pour

1. Voir Ravaut, *loc. cit.*, et Grillot, *Le sérodiagnostic*, thèse de Lyon, 1904, ce dernier auteur obtient 11 inoculations positives pour 15 pleurésies à lymphocytes.

2. Voir plus loin, Diagnostic par les procédés de culture.

3. Widal et Ravaut, *Congrès de Londres*, 1901.

4. Grillot, dans 48 pleurésies à lymphocytes, ne trouve, il est vrai, que 28 fois un sérodiagnostic positif; mais si ces 20 liquides pleuraux ne provoquèrent pas l'agglutination, c'est qu'ils provenaient de malades atteints de tuberculoses graves.

5. Dans une pleurésie secondaire, que nous avons récemment observée dans le service du Professeur Dieulafoy, l'épanchement datait de huit mois et ne présentait plus ni fibrine, ni éléments cellulaires : l'inoculation du liquide tuberculisa le cobaye et l'autopsie du malade montra de nombreux tubercules de la plèvre.

5 épanchements, dont l'inoculation tuberculisa 6 cobayes, et pour 3 pneumothorax bacillaires. Dans deux de ces 8 observations, le diagnostic cytologique se trouva confirmé par l'autopsie du malade.

L'expérimentation [1] a pu reproduire des pleurésies tuberculeuses qui possédaient l'une ou l'autre des deux formules cytologiques. Lorsqu'une pleurésie se développe chez le cobaye à la suite d'une inoculation sous-cutanée de bacilles de Koch, elle est caractérisée par la prédominance des lymphocytes. Si l'on injecte une dose massive de bacilles dans la plèvre d'un chien, on obtient une pleurésie à polynucléaires. La lymphocytose est la marque d'un processus inflammatoire atténué, elle est le résultat d'une infection subaiguë de la plèvre par le bacille de Koch. « Il faut se rappeler, disent Widal et Ravaut, que la cavité d'une séreuse, telle que la plèvre, est lubréfiée à l'état normal par un liquide ayant tous les caractères de la lymphe; or, les leucocytes uninucléés sont les éléments figurés propres au liquide lymphatique. Dans les pleurésies, qui, en raison de leur nature, surviennent sans provoquer de réaction active et sans nécessiter l'intervention d'agents de défense puissants, tels que les polynucléaires, on peut se demander si l'épanchement ne représente pas simplement, dans certaines circonstances particulières, l'exagération de la sécrétion normale de la séreuse; ainsi s'expliquerait, en ce cas, la prépondérance des lymphocytes dans le liquide exsudé. »

Pleurésies hémorragiques. — Le liquide de la pleurésie aiguë tuberculeuse renferme constamment des globules rouges, comme l'avait observé depuis longtemps le Professeur Dieulafoy et comme l'ont encore constaté Widal et Ravaut. Lorsque la pleurésie devient franchement hémorragique, la *lymphocytose* s'y montre encore; mais un nouvel élément, le polynucléaire éosinophile [2], vient figurer à côté des mononucléaires. La pleuro-tuberculose hémorragique se distingue donc nettement par sa formule cytologique des autres pleurésies hémorragiques.

Épanchements péricardiques. — Le cytodiagnostic n'a pu être fait que dans un seul cas de péricardite tuberculeuse (Rendu) : le liquide péricardique était riche en lymphocytes [3].

Épanchements péritonéaux. — La méthode a donné de moins beaux résultats pour les péritonites tuberculeuses. Dans deux cas, Grenet et Vitry n'ont trouvé dans l'épanchement que des lymphocytes et quelques globules rouges; Dopter et Tanton, dans deux observations, n'ont rencontré que des lymphocytes; Tuffier et Milian virent chez un de leurs malades 78 lymphocytes pour 11 polynucléaires et 11 cellules endothéliales. Si, dans toutes les ascites qu'ils ont étudiées, Achard et Loeper trouvèrent des mononucléaires, dans la proportion de 15 à 35 p. 100, ils notèrent du moins que

1. Widal et Ravaut, *Soc. de biol.*, 22 décembre 1900.

2. Nous avons observé deux pleurésies hémorragiques à lymphocytes; l'inoculation démontra la nature tuberculeuse de ces deux épanchements; dans l'un de ces cas, les éosinophiles existaient dans la proportion de 8 p. 100, voir Burnet, thèse de Paris, 1905.

3. Rendu, *Soc. méd. des hôp.*, 22 mars 1903. Dans l'épanchement d'une péricardite rhumatismale nous avons récemment constaté une polynucléose très accentuée.

les lymphocytes étaient plus nombreux dans les épanchements tuberculeux. Mais Widal et Ravaut ont constaté, au contraire, une polynucléose très marquée dans la plupart de leurs ascites tuberculeuses[1].

Hydrocèles. — L'hydrocèle tuberculeuse a été étudiée par Widal et Ravaut, Tuffier et Milian, Dopter et Tanton[2] : Tuffier et Milian ont insisté sur la richesse en éléments cellulaires des hydrocèles qui peuvent accompagner la tuberculose testiculaire : ils y ont trouvé un très grand nombre de lymphocytes, auxquels ne se mêlaient ni polynucléaires, ni cellules endothéliales[3].

Épanchements articulaires. — Les épanchements articulaires tuberculeux peuvent se signaler, tantôt par une lymphocytose pure (synovite tuberculeuse à grains riziformes — Widal et Ravaut; rhumatisme tuberculeux — Griffon), tantôt par un mélange de lymphocytes et de polynucléaires (Dopter et Tanton), tantôt par une polynucléose très nette (arthrite tuberculeuse — Widal et Ravaut) : ces variations sont comparables à celles que révèle l'étude des liquides pleurétiques : les inflammations bacillaires subaiguës des articulations déterminent une lymphocytose, qui s'oppose à la polynucléose que provoquent les arthrites tuberculeuses chroniques, comme la lymphocytose des pleurésies tuberculeuses primitives s'oppose à la polynucléose des pleurésies tuberculeuses secondaires[4].

Liquide céphalo-rachidien. — Le 13 janvier 1900, Widal, Sicard et Ravaut, établissaient la formule cytologique de la méningite tuberculeuse; leurs études avaient porté sur 12 méningites tuberculeuses, dont le diagnostic fut contrôlé par l'autopsie. Dans huit cas, le liquide céphalo-rachidien ne contenait que des lymphocytes; dans deux cas, les lymphocytes s'y unissaient à des globules rouges; dans un onzième cas, on voyait, mêlés aux lymphocytes, quelques rares polynucléaires; enfin, dans un dernier cas, où le liquide avait été recueilli à l'autopsie, on rencontrait 38 polynucléaires pour 62 lymphocytes. « Dans tous les cas, où l'on voit se surajouter des polynucléaires, disaient Widal, Sicart et Ravaut, la prédominance des lymphocytes, établie par numération, reste toujours telle, qu'elle suffit à assurer le diagnostic[5]. » Cette formule, ajoutaient-ils, s'oppose à celle des méningites cérébro-spinales : dans ces dernières on ne trouve que des

1. Grenet et Vitry, *Soc. de biol*,, 22 juillet 1903; Tuffier et Milian, *Soc. de biol.*, 27 avril 1901; Dopter et Tauton, *Soc. méd. des hôp.*, 12 juillet 1901; Achard et Lœper, *id.*, 12 juillet 1901.

2. Widal et Ravaut, *Soc. de biol.*, 22 déc. 1901; Tuffier et Milian, *Soc. de biol.*, 5 janvier 1901; Dopter et Tanton, *loc. cit.*

3. L'absence de cellules endothéliales différencie cette formule de celle de l'hydrocèle traumatique et de celle de l'hydrocèle par vaginalite chronique. L'hydrocèle essentielle et le petit épanchement des orchites infectieuses ont une toute autre formule leucocytaire. Voir Marcel Labbé, *Le cyto-diagnostic*, p. 62.

4. La présence des lymphocytes a été signalée dans le liquide synovial de quelques hydarthroses à répétition, ainsi que dans l'épanchement des hydarthroses traumatiques et des hydarthroses tabétiques; les arthropathies tabétiques, même si les lymphocytes s'y rencontrent en grand nombre, sont toujours faciles à reconnaître; quant aux hydarthroses simples à lymphocytes il faudra parfois en vérifier la nature par l'inoculation.

5. Widal, Sicard et Ravaut, *Soc. de biol.*, 13 janvier 1900.

polynucléaires, au milieu desquels, de loin en loin, se montre un lymphocyte. Les recherches expérimentales confirmèrent ces conclusions. Trois chiens reçoivent sous la méninge médullaire une inoculation de tuberculose : huit à douze jours plus tard leur liquide céphalo-rachidien présente une abondante lymphocytose; au contraire, des inoculations sous-méningées de staphylocoque et de bacille d'Éberth ne provoquent que l'afflux des polynucléaires.

Widal, Sicard et Ravaut établissaient encore que le cytodiagnostic permet de dépister[1] les méningites tuberculeuses anormales et de distinguer les tumeurs cérébrales ou même les tubercules cérébraux des méningites tuberculeuses.

A la suite de ces recherches, les travaux sur le cytodiagnostic se sont multipliés : aujourd'hui il est établi que la méningite tuberculeuse n'est pas seule capable de provoquer l'afflux des lymphocytes dans les espaces méningés. On connaît bien la lymphocytose du liquide céphalo-rachidien chez les malades atteints de tabès, de paralysie générale, de syphilis des centres nerveux. La lymphocytose du zona a été longuement étudiée. On a constaté, au cours de la fièvre typhoïde, de la pneumonie, des oreillons[2], des syndromes méningitiques qui s'accompagnaient d'un appel de lymphocytes dans le liquide céphalo-rachidien (Vaquez, Méry, Widal et Lutier, Chauffard). Dans la méningite cérébro-spinale, elle-même, on a vu apparaître la mononucléose lorsque la guérison survenait (Griffon et Gandy[3], Apert et Griffon[4]), ou lorsque l'évolution de la maladie devenait traînante (Bendix[5], Sicard et Brécy[6], Nattan-Larrier[7]). Néanmoins la lymphocytose du liquide céphalo-rachidien reste encore caractéristique de la méningite tuberculeuse, lorsqu'elle apparaît, *dès le début* d'un syndrome méningé primitif, chez un sujet indemne de la syphilis. « Le principal intérêt de cette méthode, dit M. Labbé, vient de ce qu'elle nous dévoile, pour ainsi dire, les réactions anatomiques qui se passent au sein du système nerveux, car la réaction cytologique est toujours de même nature au niveau de la lésion et dans le liquide céphalo-rachidien. Pourtant il ne faut pas accepter sans discussion les résultats du cytodiagnostic. Dans chaque cas, ils devront être interprétés, comme tout signe clinique. Ils ne sont jamais pathognomoniques : c'est ainsi que pour distinguer la méningite tuberculeuse des autres méningites aiguës, il faut tenir compte de l'époque de la maladie à laquelle on a pratiqué la ponction lombaire. Au début de la maladie, la lymphocytose du liquide céphalo-rachidien indique presque sûrement la tuberculose; à une époque plus tardive, il n'en est plus de

1. Des faits analogues ont été signalés par Souques et Quisern, *Soc. méd. des hôpitaux*, 21 juin 1901.

2. Dans un cas de rhumatisme aigu à localisation cérébro-spinale, nous avons observé avec Crouzon de nombreux lymphocytes dans le liquide céphalo-rachidien.

3. Gandy et Griffon, *Soc. méd. des hôp.*, 5 juillet 1901, p. 197.

4. Apert et Griffon, *Soc. méd. des hôp.*, 5 juillet 1901, p. 804.

5. Bendix, Cyto-diagnostic de la méningite, *Deutsche med. Wosch.*, 24 septembre 1901.

6. Sicard et Brecy, *Soc. méd. des hôpitaux*, 19 avril 1901.

7. Nattan-Larrier, Diagnostic des méningites, *Revue de la tuberculose*, juin 1904.

même, car on sait que les méningites aiguës à pneumocoque ou à méningocoque, après une première phase de polynucléose céphalorachidienne, se traduisent dans les cas favorables par une seconde phase de mononucléose. Il faut se rappeler aussi que la mononucléose céphalorachidienne peut apparaître encore dans d'autres conditions. Achard et Laubry [1], ayant accordé à ce signe une importance exagérée, ont porté le diagnostic de méningite dans un cas de tumeur du cervelet. De même, à la suite d'une fracture du crâne, quand le sang épanché dans le liquide céphalo-rachidien se résorbe, il peut se produire une lymphocytose, qui ne doit pourtant pas faire porter, comme dans le cas de Rendu et Géraudel [2], le diagnostic de méningite tuberculeuse. »

LE PHÉNOMÈNE DE MARMOREK ET LA TUBERCULINE-RÉACTION INDIRECTE

A côté de la réaction par la tuberculine telle que l'a fait connaître Nocard, Marmorek a récemment mis en valeur un nouveau phénomène auquel il a donné le nom de *Tuberculine-réaction précoce* [3] : la réaction de Nocard indique l'existence des tubercules; le phénomène de Marmorek révélerait la présence des bacilles, dès leur pénétration dans l'organisme, avant même que les tubercules ne fussent constitués.

Les expériences de Marmorek ont été faites à l'aide de cultures pures : lorsque l'on injecte sous la peau d'un cobaye une émulsion de bacilles de Koch, l'animal ne présente aucune réaction thermique; mais si, vingt minutes plus tard, on lui inocule un tiers de millimètre cube de tuberculine, sa température peut s'élever jusqu'à 40°. Le nombre des bacilles que l'on injecte est-il très faible, on obtiendra encore la *tuberculine-réaction précoce* si l'on fait pénétrer la toxine dans la masse cérébrale de l'animal. Marmorek conseille d'inoculer un animal de poids moyen dont la température ne dépasse pas 38°5; puis, trente minutes plus tard, de lui trépaner le crâne avec un foret, et de lui injecter, dans l'encéphale, le quatre-vingtième d'une goutte de tuberculine pure. Deux à quatre heures après, la température de l'animal atteint son maximum et dépasse de deux degrés, au moins, la température initiale. Cette forte ascension thermique s'oppose à la faible fièvre d'un animal témoin qui ne reçoit que l'injection intra-cérébrale de tuberculine.

Comment convient-il de comprendre la *tuberculine-réaction précoce*? Pour Marmorek, la tuberculine, mise au contact des bacilles, les détermine à sécréter une nouvelle toxine, qui provoque les phénomènes thermiques. Cette explication n'a pas été admise par M. de Christmas. Pour cet auteur,

1. Achard et Laubry, Tumeur du cervelet prise pour méningite tuberculeuse, *Soc. méd. des hôpitaux*, 28 juin 1901. Inversement Crouzon et Lœper ont signalé un cas de sarcome cérébral, dans lequel des cellules sarcomateuses, tenues en suspension dans le liquide céphalo-rachidien, auraient pu être confondues avec des lymphocytes.

2. Rendu et Géraudel, *Soc. méd. des hôpitaux*, 5 juillet 1901.

3. Marmorek, *Soc. de biol.*, 25 décembre 1903, et 22 janvier 1904; L. Nattan-Larrier, *id.*, 30 janvier 1904, et de Christmas, *id.*, 13 février 1904.

lorsque l'on émulsionne dans du bouillon des cultures obtenues sur un milieu solide, on met en solution des traces de tuberculine qui étaient restées adhérentes aux corps bacillaires. On obtient ainsi une première solution de tuberculine, qui est prête à joindre son action à celle de la tuberculine, que l'on injectera plus tard en nature. L'animal en expérience reçoit donc, à deux reprises, un même produit hyperthermisant, dont l'activité est d'autant plus grande qu'il pénètre dans l'organisme à dose plus considérable : le phénomène de la *tuberculine-réaction précoce* ne serait pas dû à une réaction spécifique du bacille de Koch.

Quelque interprétation que doive recevoir le phénomène de Marmorek, il n'en est pas moins caractéristique; mais est-il susceptible, pourtant, d'inspirer une méthode de diagnostic? Nous pensons que ce procédé est trop délicat, pour pouvoir jamais comporter une application pratique.

La *tuberculine-réaction indirecte* repose encore sur l'observation de réactions thermiques du cobaye : lorsqu'un animal récemment inoculé avec un liquide bacilifère reçoit une injection de tuberculine, il peut réagir, même si la tuberculose ne s'est pas encore pleinement développée dans son organisme. On pourrait donc déterminer la nature d'un liquide, en l'inoculant à un cobaye, qui, peu de temps après, recevrait une injection de tuberculine : si la réaction thermique se produisait, on considérerait le liquide comme d'origine bacillaire. Dans tous les cas où nous avons employé cette méthode pour l'étude des liquides riches en bacilles de Koch, nous avons obtenu des réactions thermiques qui, commençant trois heures après l'injection de tuberculine, duraient de vingt-quatre à quarante-huit heures. Le maximum thermique fut atteint quatre fois avant la huitième heure, cinq fois après la dixième, deux fois après la vingtième. La température de l'animal s'éleva de 2° et même 3°4 dans cinq cas, de 1°2 à 1°6 dans quatre cas, de moins de 1°2 dans un cas. D'autre part, on n'observa jamais de réaction thermique sur les animaux qui n'avaient pas reçu des liquides bacillifères. Mais, comme c'est parfois toutes les trois heures, pendant deux jours, qu'il faut prendre la température des animaux pour observer la réaction, comme on ne sait quel délai doit s'écouler entre l'inoculation du liquide suspect et l'injection de la tuberculine, comme la température normale du cobaye est très inconstante, et comme l'emploi du thermomètre est toujours difficile chez cet animal, il est probable que ces intéressantes expériences n'inspireront jamais des recherches méthodiques.

BACTÉRIOSCOPIE

La *bactérioscopie du sang et des liquides séro-fibrineux* a tantôt été essayée par l'examen immédiat, et tantôt entreprise à l'aide de procédés qui modifient les liquides organiques, pour en rendre l'examen plus facile. La *bactérioscopie directe* doit être considérée comme un procédé de second ordre; la *Bactérioscopie indirecte* a donné des résultats intéressants, dont la valeur n'est pas encore définitivement établie.

BACTÉRIOSCOPIE DIRECTE

Les *épanchements séro-fibrineux de la plèvre* contiennent toujours très peu de bacilles de Koch [1], aussi, peut-on bien rarement les découvrir par l'examen direct. Pourtant Fernet [2], Ehrlich [3], Weber [4], Jakowski [5], Thue [6], Grawitz [7], Loriga et Pensunti [8], réussirent, dans quelques cas, à colorer des bacilles dans les liquides pleurétiques. Netter [9], reprenant l'ensemble des travaux publiés sur cette question, estime à 2 p. 100 la proportion des cas où le bacille de Koch a pu être coloré sur lame. L'examen des *liquides péritonéaux* fournira, peut-être, de meilleurs résultats; mais l'examen direct semble encore plus facilement applicable à l'étude du *liquide céphalo-rachidien.* Dans les méningites tuberculeuses, en effet, le liquide céphalo-rachidien, pauvre en fibrine, contient parfois un grand nombre de bacilles. « La présence du bacille de Koch sur les lames, disent Claisse et Abrami, est peut-être habituelle, elle n'est pas constante. Parmi les statistiques nombreuses publiées jusqu'ici, il n'en est pas une où la recherche du bacille ait toujours été couronnée de succès. — Si certains auteurs l'ont presque constamment trouvé (Deniges et Sabrazès, 5 fois sur 6, Braun 5 fois sur 7, Slawick et Manicatide 16 fois sur 19, Lichtheim dans presque tous les cas) la majorité l'ont trouvé dans des proportions moindres, et certains même très rarement. C'est ainsi que Furbinger et Pfaundler le rencontrent seulement dans 70 p. 100 des cas; Bernheim et Moser 44 fois sur 60; Lutier (obs. de Widal, Dieulafoy et Letulle) 15 fois sur 25; Lenhartz 21 fois sur 46, Stadelman 22 p. 100, Bendix 1 cas sur 5 : Heubner, Monti, Marfan, Frankel exceptionnellement seulement. La statistique la plus étendue est celle de Pfaundler, elle concerne 200 cas pour lesquels cet auteur a suivi une technique extrêmement minutieuse. Or il n'a rencontré le bacille que dans 75 p. 100 des cas dans les derniers jours de la maladie et dans 53 p. 100 à la période du début. » En résumé, dans 468 cas publiés jusqu'ici, on n'a trouvé que 269 fois le bacille de Koch, soit dans 57,4 p. 100 des observations. *La bactérioscopie directe du liquide céphalo-rachidien, ne possède donc une réelle valeur que lorsqu'elle donne un résultat positif; un résultat négatif ne saurait démontrer que la méningite n'est pas due au bacille de Koch* [10].

1. Le liquide des hydro-pneumothorax est remarquablement riche en bacille : l'inoculation de quelques centimètres cubes de liquide suffit pour tuberculiser le cobaye, la simple sédimentation pourrait parfois permettre d'isoler des bacilles. Voir Netter, *Traité de médecine* de Bouchard et Brissaud, t. VII, p. 500.
2. L. Fernet, *Soc. méd. des hôpitaux*, 22 février 1895.
3. Ehrlich, *Berliner klinisch Wochenschrift*, 1887.
4. Weber, Thèse Saint-Pétersbourg, 1895,
5. Jakowski, *Zeitschrift für klinische Medicin*, XXII, 1893.
6. Thue, *Norsk Magazine for laegevidenskaben*, mars 1895.
7. Grawitz, *Charite Annalen*, 1893.
8. Loriga et Pensunti, *Rivista d'igiene el sanità publica*, 1892.
9. Netter, *Traité de médecine*, t. VII, p. 401.
10. Griffon conseille de centrifuger 5 centimètres cubes de liquide céphalo-rachidien aussitôt après la ponction lombaire, de recueillir le culot, d'en faire un frottis peu étalé, de le colorer par les méthodes habituelles, *Soc. anat.*, 1903.

La bactérioscopie directe du *sang* rencontre des difficultés presque insurmontables : par l'étalement direct sur lame on ne peut examiner qu'une quantité de sang trop faible pour qu'on ait grande chance d'y découvrir le bacille de Koch. *Dans quelques cas de tuberculose aiguë on a pourtant décelé des bacilles de Koch par l'examen direct du sang* : dans trois cas, le sang avait été obtenu par piqûre du doigt (Meissels [1], Lustig [2], Sticker [3]), dans une autre observation il fut recueilli à l'aide d'une ventouse scarifiée (Weichselbaum [4]), chez un dernier malade, il fut extrait par ponction de la rate (Rutimeyer [5]). *Par contre, l'examen direct n'a jamais pu révéler l'existence du bacille de Koch dans le sang des malades atteints de tuberculose pulmonaire chronique*; les recherches d'Éwald, Ehrlich, Cantani, Hammerle, Mikulicz, n'ont donné que des résultats négatifs. Ettlinger estime que ces cinq auteurs ont fait plus de 900 examens sans avoir pu jamais trouver le bacille de Koch dans le sang de leurs malades [6].

BACTÉRIOSCOPIE INDIRECTE

Étude du sang. — Les procédés qui ont été récemment proposés, pour la recherche du bacille de Koch dans le sang, reposent sur deux principes différents : Jousset, Bezançon, Griffon et Philibert recherchent les bacilles dans la fibrine ou le caillot, dont ils provoquent la dissolution; Lesieur, Loeper et Louste, Nattan-Larrier et Bergeron, essayent de prévenir la coagulation du sang, pour pouvoir le soumettre à la centrifugation.

1° *Méthode de Bezançon, Griffon et Philibert* [7]. — Ce procédé est inspiré par la méthode de Biedert [8] qui, pour examiner plus facilement les crachats, les liquéfie par l'addition de lessive de soude. On place dans un mortier cinq centimètres cubes de sang, on y ajoute cinq centimètres cubes d'eau distillée, et 5 gouttes de lessive de soude; on broie le caillot, on ajoute vingt centimètres cubes d'eau distillée, et on fait bouillir le tout pendant dix minutes dans une capsule en porcelaine; le liquide qui résulte de cette opération est soumis à la centrifugation pendant dix minutes, on obtient un culot qui, étalé sur lame, et fixé par la chaleur, est coloré par la méthode de Ziehl.

2° *Méthode de Jousset* [9]. — Cette très ingénieuse méthode a reçu de son auteur le nom d'*inoscopie* : elle repose sur un procédé de digestion de

1. Meissels, *Wiener med. Woch.*, 1884, n° 39 et 40.
2. Lustig, *Wiener med. Woch.*, 1884, n° 48.
3. Sticker, *Centralb. f. d. klin. Med.*, 1885, p. 441.
4. Weischelbaun, *Wiener med. Woch.*, 1804, n° 12.
5. Rutimeyer, *Centralb. f. d. klin. Med.*, n° 21, 1885.
6. Voir Bergeron, thèse de Paris, 1904.
7. Bezançon, Griffon et Philibert, *Soc. biol.*, janvier 1903.
8. Biedert, *Berl. klin. Woch.*, 1886, n°s 42 et 43; 1891, n° 2.
9. Jousset, *Soc. méd. des hôpitaux*, 9 janvier 1903, et *Sem. méd.*, 21 janvier 1903, *Arch. de méd. exp.*, 1903.

la fibrine par un suc gastrique artificiel, dont Jousset a donné la formule[1].

On recueille, par ponction de la veine du bras[2], 30 à 40 centimètres cubes de sang que l'on jette dans 150 à 200 grammes d'eau distillée. Le sang se laque et si, quelques heures après, on filtre le mélange sur une compresse bouillie dans l'eau alcaline, on obtient de petits flocons de fibrine, qui lavés à l'eau distillée sur la compresse, puis prélevés à l'aide d'une spatule de platine stérilisée, sont enfin placés dans un vase qui contient 10 à 30 centimètres cubes de la solution de pepsine. Le mélange, mis à l'étuve à 38°, doit être agité toutes les demi-heures environ; la digestion de la fibrine se fait en deux ou trois heures.

Le liquide qui résulte de la dissolution de la fibrine, soumis à la centrifugation, donne un culot dont le volume ne dépasse guère 1/10e de centimètre cube; on le prélève, on l'étale sur plusieurs lames et on le fixe par les procédés ordinaires.

Le coloration, suivant Jousset, doit être faite par la *méthode de Gabet*. Après avoir laissé séjourner la lame durant dix minutes dans la fuschine phéniquée, on la plonge pendant quelques secondes dans une solution qui colore le fond et différencie la fuschine :

Acide sulfurique......................	10 grammes
Eau..................................	30 —
Bleu de méthylène....................	q. s. pour saturer

La lame, lavée à l'eau distillée puis séchée, est prête pour l'examen. « L'examen est quelquefois très long, dit Jousset[3], mais il est rare que dans les conditions les plus défavorables, on n'ait pas rencontré quelques bacilles après une demi-heure de recherche. Ceux-ci sont de formes extrêmement variables, généralement plus courts et plus gros que dans les crachats, ils sont parfois assemblés en paquet; il en est de pénicillés, j'en ai vu de ramifiés, de cocciformes mêmes, analogues à ceux que M. Metchnikoff a décrit dans les vieilles cultures (ces bacilles anormaux se trouvaient dans des pleurésies très anciennes). Ces éléments tranchaient par leur couleur rouge sur le fond bleu des noyaux cellulaires. »

Méthode de Lesieur[4]. — Sur la peau soigneusement nettoyée et aussi bien asceptisée que possible, on applique trois ou quatres grosses sangsues vierges, lavées à l'eau bouillie; au bout de 30 à 40 minutes, ces sangsues se détachent d'elles-mêmes. On saisit alors de la main gauche enveloppée

1.

Pepsine en paillette du Codex........		1 à 2 grammes
Glycérine pure........................	āā	10 centim. cubes
HCl à 22° Baumé.......................	āā	10 centim. cubes
Fluorure de sodium....................		3 grammes
Eau distillée.........................		1 000 —

2. Jousset a proposé pour simplifier ce procédé de recueillir le sang à l'aide de deux ou trois ventouses scarifiées; au bout de vingt minutes le sang est coagulé, les caillots placés sur une compresse bouillie sont largement lavés à l'eau distillée jusqu'à ce qu'ils se réduisent à une masse de fibrine rosâtre qui est soumise à la digestion; cette dernière opération est plus rapidement achevée, si elle est faite au bain-marie au-dessous de 50°.

3. Jousset, *Semaine médicale*, 21 janvier 1903.

4. Lesieur, *Journ. de Phys. et Pathol. général.*, 16 sept. 1904.

d'un linge, l'extrémité postérieure de chaque sangsue, on sectionne la tête de l'animal, puis on exerce de la main droite, et d'arrière en avant, une pression énergique sur son corps : on fait jaillir ainsi un filet de sang que l'on recueille dans un tube à centrifuger stérilisé. On obtient, par ce procédé, 20 ou 25 centimètres cubes d'un sang non coagulable; on le centrifuge pendant 15 à 20 minutes, de manière à obtenir un volumineux culot dont on ne prélève, à la pipette stérilisée, que la partie la plus profonde. Les quelques gouttes, ainsi prélevées, sont étalées sur lames, fixées par la chaleur, ou par l'alcool-éther, et colorées par la méthode de Ziehl-Hauser.

Résultats et valeur de ces procédés. — *a*). La méthode de Bezançon, Griffon et Philibert n'a été employée que dans un très petit nombre de cas. Ces auteurs obtinrent trois résultats positifs avec le sang de deux lapins et d'un cobaye qui, vingt-quatre heures auparavant, avaient reçu, sous la peau, une inoculation de bacille tuberculeux. Bezançon, Griffon et Philibert purent aussi, à deux reprises différentes, déceler des bacilles dans le sang d'un malade atteint de tuberculose pulmonaire chronique : « Les caractères du bacille dans nos préparations, disent-ils, sont ceux que l'on exige pour porter le diagnostic du bacille de Koch : bacilles longs uniformément colorés ou granuleux, disposés particulièrement ou en V ou en petits amas; on peut en trouver jusqu'à 3 ou 4 dans un champ microscopique [1] ».

b) L'inoscopie a fourni à Jousset [2] de remarquables résultats : « Sur 10 cas de tuberculose ulcéreuse chronique, j'ai obtenu, dit-il, deux cas positifs, sept cas négatifs et un résultat douteux; les deux cas positifs provenaient de sujets atteints en même temps de tuberculose rénale, ce qui présente, je crois, un grand intérêt doctrinal et peut éclairer la pathogénie de cette affection. Sur huit cas de tuberculose à évolution aiguë, à localisation pulmonaire et extrapulmonaire, j'ai eu quatre cas positifs, un cas négatif et trois cas douteux. J'appelle douteux, ajoute Jousset, tous les cas où l'inoscopie positive est en contradiction avec l'inoculation [3] ».

c) Lesieur a employé le procédé de la sangsue sur trente malades atteints de tuberculose pulmonaire chronique, subaiguë, ou aiguë. Il a obtenu vingt résultats négatifs, cinq douteux et cinq positifs. Encore, ces cinq dernières expériences n'ont-elles été contrôlées qu'une seule fois par l'inoculation au cobaye.

1. Gargano et Resti, *Riv. crit. di cl. med.*, n° 31, 1903, ont examiné par homogénisation le sang de douze malades atteints de tuberculose pulmonaire. Ces examens furent négatifs, quoique un de leurs malades fut atteint de granulie. Lesieur, *J. de Phys. et d'Anat. path.*, septembre 1904, étudiant le sang de deux bœufs, de quatre cobayes et de deux lapins tous atteints de tuberculose, ne trouva qu'un cas positif et encore s'agissait-il d'un lapin sacrifié aussitôt après une inoculation intra-veineuse; l'examen du sang de quatre malades fut négatif, mais Lesieur trouva des bacilles dans le sang du cœur d'un tuberculeux, mort de méningite.

2. Jousset, *Soc. méd.*, 8 mai 1903; *Sem méd.*, 14 sept. 1904. *Journal de phys. et path. générale*, sept. 1904.

3. Kormoczi et Jassinger, par l'inoscopie du sang de quatre tuberculeux, n'obtiennent qu'un résultat positif et encore s'agissait-il d'un malade atteint de tuberculose aiguë, dont le sang fut examiné à l'autopsie, *Deutsch. med. Woch.*, p. 2, 1904; Bergeron, 1904, obtint des résultats constamment négatifs par l'inoscopie du sang de 7 malades atteints de tuberculose pulmonaire chronique.

Mais les trois méthodes de bactérioscopie n'ont pas tardé à être l'objet de vives discussions. Bergeron[1] injectait dans le péritoine de cobayes dix centimètres cubes de sang provenant de 25 malades atteints de *tuberculose pulmonaire chronique* : il n'obtenait pas un seul résultat positif; au contraire, par l'inoculation du sang d'un malade atteint de granulie; il tuberculisait un cobaye. On était donc en droit de se demander si les résultats de Jousset, et ceux de Lesieur n'étaient pas entachés d'erreur et si le sang des tuberculeux contenait des bacilles aussi souvent que les auteurs le pensaient. Déjà peu de temps après la publication de leur procédé, Bezançon, Griffon et Philibert[2], avaient établi que les bacilles acido-résistants ne peuvent être considérés comme des bacilles de Koch que s'ils présentent la morphologie du bacille tuberculeux, s'ils résistent à la décoloration par l'acide nitrique au tiers, et enfin s'ils ont été isolés dans un liquide recueilli aseptiquement. La question se précisa encore mieux par la discussion qui s'éleva à la société médicale des hôpitaux, au sujet des bacillémies. Des nombreux documents qui furent versés aux débats par MM. Mosny, Bezançon, Vincent[3], on put tirer les conclusions suivantes :

1° Le sang ou les liquides sérofibrineux soumis à l'inoscopie ou à l'homogénisation sont susceptibles de contenir des bacilles acido-résistants qui diffèrent du bacille de Koch : tantôt ces bacilles préexistent dans le sang recueilli aseptiquement (Bezançon, Jousset), tantôt ils y pénètrent accidentellement au cours des manipulations : des bacilles « peuvent avoir acquis par le fait de leur séjour dans ces milieux des réactions qui les rapprochent du bacille de Koch » (Bezançon).

2° Il est impossible d'affirmer qu'un bacille acido-résistant, isolé dans la fibrine, est un bacille tuberculeux, s'il ne possède pas la morphologie du bacille de Koch; on doit considérer comme douteux, ou très suspects, les bacilles longs, onduleux, ramifiés, disposés en amas ou cocciformes (Bezançon).

3° Pour identifier un bacille acido-résistant avec le bacille de Koch, on doit non seulement s'assurer qu'il en présente la morphologie, mais aussi qu'il résiste à la décoloration énergique par les acides dilués, et en particulier par l'acide nitrique au tiers.

4° Les bacilles acido-résistants ne peuvent vraiment être considérés comme des bacilles de Koch que si leur inoculation est apte à provoquer la tuberculose généralisée du cobaye; l'inoculation des bacilles acido-résistants, non spécifiques, peut déterminer l'apparition d'un chancre et d'une adénopathie caséeuse (Mosny).

En principe, les trois méthodes de bactérioscopie indirecte sont donc bonnes toutes trois : leur sensibilité a été démontrée par les expériences qui ont été faites sur l'animal. Mais leur application clinique est très délicate :

1. Bergeron, thèse de Paris, 1904.
2. Bezançon, Griffon et Philibert, *Soc. de biol.*, 7 février 1903.
3. *Soc. méd. des hôpitaux*, 8 mai 1903.

elles demandent de longues manipulations, pendant lesquelles aucune faute d'asepsie n'est permise et elles exigent l'examen minutieux de nombreuses préparations, qui peuvent être d'une interprétation difficile.

Aussi, préférerons-nous à ces méthodes si compliquées, les procédés, beaucoup plus simples, qui ont été fondés sur l'hémolyse.

Procédés basés sur l'hémolyse. — *Procédé de Loeper et Louste*[1]. — Ces auteurs provoquent l'hémolyse en mélangeant une partie de sang à deux parties d'alcool au tiers : une seringue stérilisée, d'une contenance de vingt centimètres cubes, remplie d'un mélange composé d'une partie d'alcool à 90° et de deux parties d'eau distillée, sert à aspirer directement le sang du malade au niveau de la veine du bras. Le sang et l'alcool se mêlent dans la seringue que l'on agite aussitôt, puis le liquide est mis à centrifuger : c'est dans le culot de centrifugation qu'on recherche les bacilles. Loeper et Louste ont employé leur procédé dans trois cas de tuberculose pulmonaire chronique, dans aucun d'eux, ils ne purent trouver de bacilles, mais, grâce à leur technique, ils réussirent facilement à déceler des bacilles de Koch dans une hémoptysie.

Procédé de Nattan-Larrier et Bergeron[2]. — On recueille le sang par ponction veineuse sur l'homme, par ponction du cœur sur l'animal. Ce sang, prélevé à l'aide d'une seringue stérilisée, est immédiatement projeté dans un flacon de verre qui contient de l'eau distillée stérilisée[3] ; on agite le mélange pendant trois ou quatre minutes. Si l'on a eu soin d'employer 120 grammes d'eau pour 10 centimètres cubes de sang de lapin, ou 200 grammes d'eau pour 10 centimètres cubes de sang humain, on obtient un liquide limpide, de la couleur du sirop de groseille, dépourvu de tout flocon fibrineux. Ce liquide, réparti aussitôt dans deux ou quatre tubes coniques, est centrifugé pendant quinze minutes. Lorsque l'opération est bien faite, la centrifugation ne laisse apparaître dans chaque tube, qu'un très faible dépôt, toujours exempt de fibrine. On décante le liquide, on dissocie les petits culots, on les aspire à la pipette, et on les étale sur des lames rigoureusement propres : le produit de 10 centimètres cubes de sang peut être facilement réparti sur six à huit lames. On fixe ces lames à la chaleur, et on les colore par la méthode de Ziehl selon les procédés ordinaires.

A l'aide de l'*hydrohémolyse*, nous avons toujours retrouvé le bacille de Koch dans le sang des lapins qui, dans les cinq jours précédents, avaient subi une inoculation intra-veineuse. Dans tous les cas où l'hémolyse a permis de déceler des bacilles, l'inoculation du culot a pu provoquer une tuberculose légitime du cobaye[4].

1. Lœper et Louste, *Soc. de biologie*, avril 1904, et *Archiv. de méd. experimentale*, mai 1905.

2. Nattan-Larrier et Bergeron, L'hydrohémolyse, *Presse méd.*, 14 juin 1905.

3. Il convient, pour avoir de bons résultats, d'éviter qu'aucune particule étrangère ne se mêle au liquide.

4. En ce qui concerne l'homme, dans trois cas, des examens négatifs nous ont aidé à repousser un diagnostic de granulie : les résultats de l'autopsie sont venus confirmer les renseignements fournis par notre méthode.

Les deux derniers procédés que nous venons de décrire ont été trop rarement employés pour que l'on puisse se prononcer définitivement sur leur valeur, mais il est manifeste, qu'en réduisant la bactérioscopie indirecte du sang à une manœuvre des plus simples, ils réduisent au minimum les chances d'erreurs. Le procédé de l'hydrohémolyse est d'un emploi très facile, il permet d'examiner rapidement dix centimètres cubes de sang, il constituera sans doute dans l'avenir une méthode de choix pour le diagnostic des septicémies tuberculeuses. Mais la recherche des bacilles dans le sang ne sera sans doute jamais d'une grande importance pour le clinicien. Dans la *tuberculose chronique*, les bacilles pénètrent trop rarement dans le sang et ils y séjournent trop peu de temps pour qu'il y ait grand intérêt à les y découvrir; si la constatation de bacilles, dans le sang d'un sujet atteint d'une infection aiguë, rend probable l'existence d'une *granulie*, un examen bactérioscopique négatif ne suffira pas, par contre, à lui seul, pour écarter l'idée de cette maladie.

Étude des liquides séro-fibrineux. — L'homogénisation et l'inoscopie peuvent être employées pour la recherche des bacilles dans les liquides séro-fibrineux. L'homogénisation s'applique aussi facilement à l'étude des pleurésies qu'à celle du sang, mais il est bien peu d'épanchements qui aient été examinés par cette méthode. Bezançon, Griffon et Philibert n'en citent qu'un : on y trouva des bacilles de Koch [1]. L'inoscopie fut employée plus souvent par Jousset. Lorsqu'on veut appliquer cette méthode, on recueille aseptiquement une centaine de grammes du liquide pleural, on attend que la coagulation se soit produite, on isole le caillot par filtration, puis on le lave à l'eau distillée stérilisée, et on le traite enfin par le suc gastrique artificiel suivant la technique habituelle. Les épanchements ascitiques, lorsqu'ils renferment peu de fibrine, laissent déposer pourtant, dit Jousset, une légère pellicule fibrineuse : c'est sur la fibrine extraite ainsi de 5 à 6 litres de liquide ascitique que doit porter l'inoscopie [2].

Les résultats obtenus par Jousset furent très remarquables [3] : dès le début de ses recherches, il examinait 23 pleurésies, dont 6 s'étaient produites chez des sujets manifestement tuberculeux et 17 sur des malades indemnes en apparence de toute lésion pulmonaire; il trouvait dans ces 23 liquides de nombreux bacilles. L'étude des ascites donna des résultats plus intéressants encore. « Dans les ascites, dit Jousset, c'est avec une assez grande fréquence que l'on peut déceler le bacille de Koch et je ne

1. Bezançon, Griffon, Philibert, Soc. de biol., janvier 1903.

2. Jousset a proposé d'appliquer l'inoscopie à l'étude de liquides qui ne contiennent pas normalement de fibrine, ou qui n'en renferment pas suffisamment pour que l'inoscopie leur soit applicable. « Du sang de cheval est recueilli dans un volume égal d'eau contenant 10 p. 100 de chlorure de sodium, le mélange est centrifugé et le plasma salé surnageant, décanté; on place, en vase clos, à la glacière, cette provision qui, recueillie aseptiquement, peut se conserver une quinzaine de jours environ. Un essai préalable montrera que ce liquide n'est pas bacillifère. S'agit-il de coaguler un litre d'urine, on additionne cette urine d'un, deux ou trois volumes d'eau ordinaire, suivant sa teneur en chlorure de l'urine, et on la mélange à 30 ou 40 grammes de plasma salé. La coagulation ne tarde guère et on peut ensuite pratiquer l'inoscopie.

3. Jousset, *Semaine méd.*, janvier 1903, et *Arch. de méd. expérimentale*, avril 1903.

parle pas seulement ici d'épanchements manifestement dus à la tuberculose péritonéale, mais aussi d'ascites réputées cirrhotiques ou liées à des hépatites hypertrophiques dites alcooliques. C'est ainsi que sur 12 épanchements péritonéaux indéterminés, pris au hasard et pour lesquels le diagnostic était hésitant, j'ai trouvé 8 fois le bacille tuberculeux, et parmi ces 8 faits, je puis en signaler 3, où le diagnostic de cirrhose alcoolique paraissait si bien fondé, que chez une de ces malades on pratiqua l'opération de Talma : chez tous les trois l'autopsie révéla des lésions tuberculeuses. »

Malheureusement, ces brillants résultats ont été l'objet de très vives critiques, et on ne peut les admettre sans réserves.

LES PROCÉDÉS DE CULTURE

Les procédés de culture n'ont pu servir au diagnostic clinique de la tuberculose qu'à partir du jour où Bezançon et Griffon ont fait connaître un milieu, sur lequel se développent, rapidement, des cultures premières de bacille de Koch.

Culture sur sang gélosé[1]. — « Dans des tubes contenant de la gélose fondue dans une certaine quantité de bouillon et maintenue liquide au bain-marie, on reçoit aseptiquement le sang, au sortir de l'artère de l'animal; on fait le mélange, en évitant de secouer le tube; on le pose sur un plan incliné : en se refroidissant la masse de gélose emprisonne le sang dont on l'a additionnée. On a ainsi un terrain de culture, où, grâce au substratum de gélose qu'on lui a fourni, le sang constitue, sans être modifié, un milieu solide utilisable. Pour que le milieu ait plus de consistance, la gélose est ajoutée au bouillon dans la proportion de 2 p. 100, on l'additionne d'autre part de 6 p. 100 de glycérine. Le sang que nous avons utilisé, ajoutent Bezançon et Griffon, provenait soit de la carotide du lapin, soit de la fémorale du chien, le mélange était fait dans la proportion d'une partie de sang pour 3 parties du milieu à base de gélose. »

Si l'on repique une culture du bacille de Koch sur gélose au sang, on obtient très rapidement des colonies caractéristiques : dès le sixième jour, on peut les distinguer à l'œil nu; « dès le quinzième jour, le milieu est recouvert de masses granuleuses, saillantes, difficiles à dissocier, de coloration chocolat ».

Ensemencés sur ce milieu, les produits tuberculeux donnent aussi du dixième au douzième jour des colonies visibles à l'œil nu.

Recherche du bacille dans les pleurésies séro-fibrineuses[2]. — Le sang gélosé fut, tout d'abord, appliqué à l'étude des pleurésies séro-fibrineuses. « *A priori*, disaient Bezançon et Griffon, la mise en culture, sur un milieu favorable au développement du bacille de Koch, de la sérosité pleurétique devrait offrir plus de garantie pour le diagnostic bactériologique, puis-

1. Bezançon et Griffon, *Soc. biol.*, 4 février 1899, et *Congrès pour la lutte contre la tuberculose*, Berlin, 1899.
2. Bezançon et Griffon, *Soc. médicale*, 24 mars 1899.

qu'il suffirait à la rigueur de la présence d'un germe, un seul, atténué ou non, dans le liquide ensemencé pour que se développe, au point où ce microbe aurait été déposé, une colonie bacillaire. » En effet, deux liquides pleurétiques ensemencés sur gélose au sang[1] donnèrent, au bout de vingt-huit jours, des colonies de bacille de Koch : ces colonies étaient « grosses comme des têtes d'épingles, dures, saillantes; elles étaient en petit nombre à la surface de chaque tube, particularité qui s'explique si l'on admet la rareté des bacilles ensemencés. Au microscope l'aspect était des plus nets : bacilles isolés ou réunis en groupe qui rappellent la forme des moustaches tordues ».

Ces recherches ne possèdent pas seulement une importance théorique, elles peuvent aussi inspirer une méthode de diagnostic rapide[2], car Bezançon et Griffon avaient déjà obtenu des cultures sur leur milieu, alors que les cobayes, inoculés le jour même où l'on ensemençait le liquide, ne montraient encore aucune lésion tuberculeuse. Mais, sans doute en raison du petit nombre des bacilles que contiennent les liquides pleurétiques, leur ensemencement sur gélose au sang ne donne pas des résultats très constants.

Méningite tuberculeuse[3]. — La méthode rendra de plus grands services pour l'étude de la méningite tuberculeuse.

Le 24 juin 1899, Bezançon et Griffon présentaient à la Société de biologie six tubes de sang gélosé, ensemencés, quatre semaines plus tôt, avec un liquide céphalo-rachidien de méningite tuberculeuse : les six tubes montraient déjà des colonies volumineuses de bacille de Koch.

Le 14 février 1903, Bezançon et Griffon rapportaient l'examen de dix nouvelles méningites tuberculeuses. « Ensemencé sur sang gélosé, le liquide céphalo-rachidien, disaient-ils, a donné des colonies dans les dix cas; qu'on ait simplement répandu quelques gouttes à la surface du milieu de culture ou bien qu'on ait semé le culot, obtenu par centrifugation de quelques centimètres cubes. L'addition de glycérine à la gélose (sang gélosé glycériné) n'est pas indispensable, ajoutaient-ils, mais elle favorise l'accroissement des colonies. Celles-ci peuvent déjà être visibles à l'œil nu au bout de 12 à 15 jours; dans un cas, particulièrement riche en bacilles, l'ensemencement du dépôt, produit par la centrifugation de 5 centimètres cubes de liquide céphalo-rachidien, a donné au bout de deux semaines 90 colonies, à la surface d'un même tube de sang gélosé. »

L'ensemencement du liquide céphalo-rachidien sur la gélose au sang peut-il être employé pour le diagnostic des méningites tuberculeuses, le bacille de Koch pousse-t-il assez rapidement sur ce milieu pour que le

1. Quelques précautions sont nécessaires pour faciliter le développement des colonies : l'ensemencement doit se faire, avant la coagulation du liquide, disséminées par petites gouttes à la surface de la gélose; on dispose les tubes sur un plan incliné qui les maintient presque horizontaux et on les place dans l'étuve à 38°. Pour pouvoir ensemencer de plus fortes quantités de liquide, Bezançon et Griffon ont aussi proposé de placer la gélose au sang non plus dans des tubes à essai mais dans de petites fioles d'Erlenmeyer.

2. Voir Dieulafoy, *Manuel de pathol. int.*, t. I, p. 499.

3. Bezançon et Griffon, *Soc. biol.*, 24 juin 1899 et 14 février 1903.

développement des colonies devance l'évolution de la maladie? Nous pensons que la méthode de Bezançon et Griffon trouvera son indication, chez l'enfant pendant la longue période où le diagnostic reste encore incertain et, chez l'adulte, lorsque la méningite présente une évolution traînante. Indirectement les cultures fourniront des indications précieuses : la gélose au sang convient à la culture des pneumocoques, du microbe de Bonome, du méningocoque de Weichselbaum[1]; si, deux jours après l'ensemencement d'un liquide céphalo-rachidien provenant d'une méningite récente, aucune colonie ne s'est encore développée, on pourra supposer que le malade est atteint d'une méningite tuberculeuse; mais ce diagnostic ne deviendra certain que si des colonies de bacilles de Koch viennent à pousser sur la gélose au sang.

Autres procédés de culture. — D'autres milieux ont été proposés pour la culture première du bacille de Koch : Bezançon et Griffon ont imaginé un milieu au jaune d'œuf gélosé[2]. « La préparation de ce milieu comporte, disent-ils, l'emploi de tubes de gélose glycérinée à 6 p. 100, préalablement fondue au bain-marie et maintenue liquide à une température d'environ 50°; à deux parties de cette gélose, on ajoute une partie de jaune puisée en plein centre de l'œuf au moyen d'une grosse pipette à boule... Gélose et jaune sont alors soigneusement mélangés, par inclinaisons répétées et redressement du tube; puis, on donne au tube l'inclinaison voulue et on le laisse refroidir. En se solidifiant la gélose reste partout imprégnée de jaune d'œuf. A la surface de ce jaune d'œuf gélosé, on peut alors ensemencer les colonies ou les produits tuberculeux. »

Le bacille de Koch pousse sur ce milieu, à l'étuve à 38° : « Les colonies, disent Bezançon et Griffon[3], sont arrondies, papuleuses, blanchâtres et humides ». Mais le jaune d'œuf gélosé n'a jamais été employé méthodiquement pour le diagnostic de la tuberculose.

Récemment le Dr Vetter[4], d'Amsterdam, a cultivé le liquide de dix pleurésies sur un milieu à base de pomme de terre glycérinée; dans chacun de ces dix cas, huit tubes furent ensemencés avec huit centimètres cubes de liquide pleural. L'auteur obtint huit fois des cultures de bacille de Koch : les colonies se développèrent une fois dans les huit tubes, une fois dans sept d'entre eux, deux fois dans cinq, trois fois dans quatre, une fois dans trois, une fois dans deux; mais tous ces résultats furent obtenus après un long délai.

En résumé, le seul milieu sur lequel puissent se développer rapidement des cultures premières du bacille de Koch est la gélose au sang, ce milieu est

1. Bezançon et Griffon, *Soc. de biologie*, 1899, et *Congrès internat. de médecine*, Paris, 1900.
2. Nous avons employé un milieu liquide au lait peptoné et glycériné qui nous a donné un succès avec un ensemencement de 20 grammes de liquide pleural et nous avons essayé un milieu solide au lait gélosé glycériné qui nous a donné un succès avec un liquide céphalo-rachidien provenant d'un cas de méningite tuberculeuse.
3. Bezançon et Griffon, *Soc. de biol.*, 9 mai 1905.
4. Vetter, *Nederlansch Tijdschrift voor Geneeskunde*, n° 6, janvier 1905.

donc le seul qui puisse servir au diagnostic de la tuberculose. L'ensemencement sur sang gélosé rendra quelques services pour l'étude des liquides pleuraux, mais on l'emploiera plus utilement pour le diagnostic des méningites. Le procédé de culture de Bezançon et Griffon pourra encore faciliter le diagnostic des épanchements séreux riches en bacilles (péritonite tuberculeuse, pneumothorax) ou celui des collections purulentes (pleurésies, abcès froids[1]).

PROCÉDÉS D'INOCULATION

MÉTHODE DE LA MAMELLE

L'inoculation des produits suspects constitue la plus sûre des méthodes de diagnostic : les lésions de la tuberculose expérimentale sont trop caractéristiques pour qu'on en méconnaisse la nature; la tuberculose spontanée du cobaye est trop rare pour exposer aux erreurs. Mais l'emploi des procédés classiques impose de longs débats : que l'animal ait été inoculé dans le péritoine, ou sous la peau, il ne doit pas être sacrifié avant la huitième semaine. Aussi, y aurait-il grand avantage à user d'une méthode d'inoculation qui, tout en fournissant des résultats très précoces, permettrait plus tard de vérifier le diagnostic par la constatation des lésions classiques de la tuberculose généralisée. — L'inoculation dans la mamelle de la cobaye en lactation nous a semblé répondre à ces désidérata.

Au Congrès international de médecine de 1900, Nocard faisait connaître ses recherches expérimentales sur la tuberculose mammaire de la vache. Après avoir contaminé le trayon d'une vache par des *cultures pures*, Nocard avait observé l'apparition précoce d'une galactophorite ascendante, bientôt suivie d'infiltration totale de la glande : la mamelle s'était comportée comme un véritable *milieu de culture vivant*. Peu de temps après, nous inoculions à notre tour un *pus* tuberculeux dans la mamelle d'une femelle de cobaye en lactation et nous obtenions des résultats sensiblement analogues à ceux de Nocard[2]. Dès lors, nous pensions que cette méthode d'inoculation pouvait faciliter le diagnostic clinique de la tuberculose; car la recherche quotidienne des bacilles, dans le lait, permet de suivre, par une sorte de biopsie, l'évolution de l'inoculation et décèle la tuberculose mammaire, dès qu'elle commence à se développer. On voit d'ailleurs, quelques jours plus tard, la glande devenir volumineuse et les ganglions inguinaux se tuméfier : la mamelle est dès lors le siège de lésions très étendues; trois semaines après, elle s'ulcère et la tuberculose se généralise.

Technique de l'inoculation. — L'inoculation doit être faite dans la glande d'une femelle en pleine lactation, moins de vingt-cinq jours après

1. Les liquides que l'on ensemence sur sang gélose ne doivent pas contenir de microbe autre que le bacille de Koch; dans le cas où le liquide ensemencé est secondairement infecté, la surface du tube de gélose est envahie par les autres microbes avant que les colonies de bacille de Koch n'aient eu le temps de se développer.

2. Nattan-Larrier, *Soc. de biol.*, 1er décembre 1900, et L. Nattan-Larrier et Griffon, *Soc. de biol.*, 1903.

qu'elle ait mis bas. A cette période la mamelle est très volumineuse; longue de 3 à 4 centimètres, large de 2 centimètres, épaisse de 2 millimètres et demi, elle forme une saillie, qui se trouve située à la partie inférieure de l'abdomen, sur une ligne oblique s'étendant du mamelon à la vulve. Au moment de pratiquer l'inoculation, un aide saisit l'animal et le couche horizontalement sur le dos; d'une main, il applique et immobilise sa tête, de l'autre, il écarte ses fémurs, de manière à présenter la région mammaire à l'opérateur. Celui-ci saisit la glande entre les doigts de la main gauche, et la soulève au-dessus du plan musculaire. Puis il pique l'aréole du mamelon, au niveau et en dedans de celui-ci, avec une aiguille d'acier stérilisée, qu'il fait pénétrer doucement suivant l'axe de l'organe. Il ajuste alors, sur l'aiguille, une seringue stérilisée remplie du liquide suspect, et il pousse lentement le piston; à mesure que la glande se distend, on retire l'aiguille; le liquide s'infiltre ainsi dans toute l'étendue du parenchyme, et vient parfois sourdre au niveau du mamelon. La sécrétion lactée ne se tarit pas aussitôt après l'inoculation, mais elle devient légèrement sanguinolente; au deuxième jour, le lait reprend une teinte d'un blanc bleuâtre, mais il n'est plus sécrété qu'en petite quantité. A partir du quatrième jour, on n'obtient plus qu'avec peine, par une pression énergique, quelques gouttes d'un liquide jaunâtre et transparent; vers le vingtième jour ce liquide prend l'apparence d'une matière caséeuse, jaune et épaisse. C'est du cinquième au dixième jour que les bacilles commencent à se montrer dans le lait, c'est à partir de ce moment qu'on doit les y rechercher : lorsqu'on veut faire l'examen du lait, on place l'animal sur le dos et on saisit entre les doigts de la main gauche la glande mammaire que l'on exprime fortement : une gouttelette de liquide apparaît au mamelon; recueillie sur une lame de verre, elle est étalée en un mince frottis. Les préparations sont fixées par l'alcool-éther, colorées par la fuchsine de Ziehl, et enfin différenciées par l'acide nitrique au tiers; le fond se teinte au bleu de Kühn. Au cinquième jour, on voit déjà parfois quelques bacilles englobés par des macrophages, ou isolés dans l'intervalle des leucocytes, mais quelques jours plus tard, les bacilles se sont multipliés et leur recherche est plus aisée [1].

L'inoculation dans la mamelle ne comporte aucune cause d'erreur : la glande du cobaye ne renferme à l'état normal aucun bacille acido-résistant et elle ne paraît pas fournir un milieu bien favorable au développement de ceux que l'on pourrait y introduire par l'inoculation [2].

Indications et résultats [3]. — Les liquides purulents, le liquide céphalo-rachidien, les urines peuvent être inoculés directement dans la glande; les crachats et les liquides séro-fibrineux doivent être, avant leur inoculation, modifiés par des techniques spéciales.

1. Si l'on fait l'autopsie des cobayes au bout d'un mois et demi, on trouve les lésions classiques de la tuberculose généralisée et une tuberculose mammaire très nette.
2. Dans un cas où nous avons inoculé des crachats renfermant un gros bacille acido-résistant, celui-ci n'a pas provoqué de mammite et n'a pas passé dans le lait.
3. L. Nattan-Larrier, *Presse méd.*, janvier 1904.

Pleurésies purulentes. — Nous avons inoculé le pus d'un grand nombre de pleurésies bacillaires : la tuberculose mammaire s'est toujours bien développée, même lorsque la pleurésie était de date fort ancienne : les bacilles ont apparu dans le lait de neuf à douze jours après l'inoculation.

Abcès froids. — Nous avons examiné deux abcès froids costaux, deux abcès froids du maxillaire supérieur, deux abcès ganglionnaires cervicaux, une gomme préclaviculaire. A la suite de l'inoculation d'un centimètre cube de pus les bacilles se sont montrés du neuvième au dixième jour dans le lait, une seule fois ils se sont fait attendre jusqu'au quinzième jour.

Tuberculoses articulaires. — La tuberculose articulaire nous a fourni des liquides si virulents que nous avons obtenu des résultats positifs avec dix gouttes de pus; les bacilles ont été décelés du huitième au dixième jour. Deux épanchements articulaires qui, d'après les seules données de la clinique, auraient pu être attribués à des arthrites tuberculeuses, furent, grâce à l'inoculation intra-mammaire rapportées à des hydarthroses banales; ce diagnostic fut confirmé, deux mois plus tard, par les résultats des inoculations intra-péritonéales.

Méningites tuberculeuses[1]. — L'inoculation a été faite dans six cas qui sont résumés dans le tableau ci-joint.

DATE D'APPARITION DES BACILLES DANS LE LAIT	MALADIE	RECHERCHE DIRECTE DES BACILLES DANS LE LIQUIDE CÉPHALO-RACHIDIEN	QUANTITÉ INJECTÉE
Au bout de 5 jours...	Méningite de l'adulte avec granulie.	Positive.	VIII gouttes.
Au bout de 8 jours...	Méningite de l'enfant inoculée au 18e jour.	Id.	2 c. c. dans chaque mamelle (1).
Au bout de 8 jours...	Méningite de l'adulte.	Négative.	Id.
Id. (2e animal)...	Id.	Id.	Id.
Au bout de 8 jours...	Id.	Id.	Id.
Au bout de 15 jours...	Id.	Id.	2 c. c. dans une mamelle, inoculation du liquide décanté après centrifugation.

(1) Dans les cas où les deux mamelles ont été inoculées, la tuberculose mammaire s'est toujours développée des deux côtés, et les bacilles se sont montrés en même temps dans le lait des deux glandes.

Ainsi l'inoculation d'une très faible quantité de liquide céphalo-rachidien a pu, dans ces six cas, provoquer l'apparition du bacille dans le lait dès le huitième jour. La méthode fournira donc un sérieux appoint au diagnostic de la méningite tuberculeuse, si l'inoculation est faite dès l'apparition des premiers symptômes méningés[2].

1. L. Nattan-Larrier, Diagnostic des méningites par inoculat. intra-mammaires, *Revue de la tub.*, juin 1904.

2. Le méningocoque de Weichselbaum peut provoquer, il est vrai, lui aussi, l'apparition d'une mammite, mais l'évolution de cette mammite est bien spéciale et l'organisme de Weichselbaum reste toujours facile à reconnaître dans les préparations du lait.

Urines. — Grâce à l'amabilité de M. Albarran, nous avons pu récemment étudier un cas de tuberculose rénale unilatérale. Trois échantillons d'urines furent examinés : 3 centimètres cubes d'urine avaient été recueillis par cathétérisme dans l'uretère gauche, 5 dans l'uretère droit, 6 dans la vessie. Ces échantillons furent centrifugés, et le culot fut inoculé, après avoir été dilué dans 1 centimètre cube de sérum artificiel; les urines de la vessie fournirent une inoculation positive en cinq jours, celles du rein droit donnèrent des bacilles dans le lait en six jours, celles du rein gauche ne provoquèrent pas de réaction mammaire.

Tuberculose pulmonaire. — Dans un travail encore inédit, fait en collaboration avec le Dr Ronzoni, nous avons étudié l'inoculation des crachats dans la mamelle du cobaye. Pour éviter les suppurations de la mamelle, et les phlegmons gazeux de la paroi, nous avons toujours soumis les crachats à l'action de la chaleur avant de les inoculer. Le crachat, dissocié dans 2 ou 3 centimètres cubes de sérum artificiel stérilisé, est placé dans une boîte de Pétri flambée que l'on met pendant une heure à l'étuve à 54°; on expose, de nouveau, le lendemain, les crachats à l'action de la chaleur pendant 20 minutes. Grâce à cette chauffe discontinue, le bacille est resté virulent [1] et les autres microbes sont devenus inoffensifs, on peut donc facilement injecter 1 centimètre cube de crachat dans la mamelle du cobaye. — Nos inoculations, répétées dans 12 cas, ont toujours été positives; les bacilles sont apparus dans le lait une fois au sixième jour, une fois au septième, 3 fois au huitième, 3 fois au dixième, une fois au onzième, une fois au douzième, 2 fois au quatorzième. — L'autopsie de l'animal a constamment confirmé les résultats de l'examen du lait. Nous pensons donc qu'il y a intérêt à employer l'inoculation mammaire chaque fois que l'on hésite à poser le diagnostic de la tuberculose pulmonaire, soit parce qu'on ne peut découvrir de bacilles dans les crachats, soit parce qu'il y a quelque doute sur la nature des bacilles acido-résistants qu'ils renferment.

Inoculation des liquides fibrineux. — La faible quantité de liquide que peut recevoir la mamelle est un obstacle considérable à l'emploi du procédé pour l'examen du sang et des liquides séro-fibrineux; toutefois, lorsque le sang a été probablement soumis à l'hydrohémolyse [2] il peut être facilement inoculé dans la mamelle : c'est cette technique que nous avons plusieurs fois employée pour examiner le sang de nos lapins tuberculisés, elle nous a toujours donné de très bons résultats.

APPLICATION DES PROCÉDÉS DE LABORATOIRE AU PRONOSTIC DE LA TUBERCULOSE

Séropronostic. — Nous avons vu que le sérum des tuberculeux n'acquiert pas de propriétés agglutinantes, lorsque la maladie est très

1. La virulence des crachats qui ont été traités par la chaleur est légèrement atténuée, mais les bacilles ont encore conservé une activité suffisante pour provoquer des tubercules du foie et de la rate.

2. Voir p. 23.

virulente ou lorsqu'elle a donné lieu à des lésions très étendues[1] : on a essayé d'établir un rapport entre le taux de l'agglutination et le pronostic de la tuberculose.

C'est sur l'enfant que les recherches les plus intéressantes ont été entreprises. Descos[2] a constaté, sur de jeunes enfants, et que les fortes agglutinations appartiennent aux tuberculoses bénignes, que les formes graves se caractérisent par une agglutination très faible ou nulle, et que chez un même malade, enfin, le taux de l'agglutination s'abaisse à mesure que les lésions s'accentuent. Mais les exceptions à ces règles sont nombreuses : « Nous avons vu, dit Descos, un ou deux cas très graves, présenter des agglutinations assez fortes, même peu de temps avant la mort; nous avons vu, d'autre part, des agglutinations faibles, très faibles même, dans des cas évidemment bénins, en particulier dans des tuberculoses chirurgicales, et nous pensons qu'une séroréaction peu élevée indique aussi bien une forme grave qu'un processus bénin à réaction essentiellement locale ».

Les études de Grillot[3] sur le séropronostic dans la pleurésie tuberculeuse sont plus favorables à la méthode. Cet auteur considère que, lorsque le liquide pleural agglutine très fortement les bacilles, le pronostic de la maladie doit être tenu pour favorable; il cite 67 cas qui lui donnèrent un sérodiagnostic positif et correspondirent à 57 guérisons, tandis que 48 pleurésies, qui fournirent un résultat négatif, correspondirent à 35 décès, soit 72 p. 100. « En résumé, dit Grillot, d'après notre statistique un pleurétique dont le liquide agglutine, a 77 chances p. 100 de guérir, celui dont le liquide n'agglutine pas, a, par contre, 72 chances p. 100 pour mourir ou pour voir son état s'aggraver[4]. »

Étude de la virulence de Koch[5]. — L'inoculation par les procédés ordinaires rend difficilement appréciable la virulence du bacille de Koch[6].

Bezançon et Griffon ont essayé d'apprécier la virulence des liquides tuberculeux par un procédé qui, déjà préconisé par Arloing, n'avait jamais été employé par lui : l'inoculation comparative au lapin et au cobaye[7]. Les

1. Arloing et Courmont, *Congrès de la tuberculose*, Londres, 1901.

2. Descos, *Journal de phys. et path. générale*, n° 1, janvier 1903.

3. Grillot, *Sérodiagnostic et séropronostic de la pleurésie tuberculeuse*, thèse de Lyon, 1904.

4. Voir l'étude expérimentale d'Arloing et Courmont, *Journ. de physiol. et de path. générale*, n° 1, 1900.

5. Jousset a récemment insisté sur l'importance que lui semblaient avoir les inoculations sous-cutanées; l'inoculation dans le péritoine serait tout à fait insuffisante lorsqu'il s'agit d'examiner des liquides très pauvres en bacilles, la voie sous-cutanée serait alors préférable; on pourrait donc juger le degré de virulence d'un liquide par des inoculations comparatives sous la peau et dans le péritoine du cobaye. Dans 15 cas nous avons fait des inoculations comparatives qui ne nous ont pas semblé justifier l'opinion de Jousset.

6. Il nous a semblé que l'inoculation dans la mamelle du cobaye pouvait fournir quelques indications sur la virulence des liquides pathologiques; nous croyons qu'en général les bacilles apparaissent plus rapidement dans le lait lorsqu'on a inoculé des liquides trop virulents : c'est ainsi que la méningite donnerait les résultats les plus précoces, et certains abcès froids les succès les plus tardifs. *Arch. méd. expérimentale et anat. path.*, mars 1904.

7. Bezançon et Griffon, *Gaz. des hôp.*, 1904.

recherches de Bezançon et Griffon ont porté sur les pleurésies et les méningites tuberculeuses; ils ont constaté que, tandis que 3 centimètres cubes de liquide céphalorachidien tuberculisaient constamment le lapin, 60 centimètres cubes de liquide pleural ne pouvaient y parvenir. Les deux liquides donnaient, au contraire, chez le cobaye une tuberculose manifeste.

Ces mêmes auteurs, ont pu d'autre part, par l'emploi d'inoculations soigneusement dosées, étudier sur le cobaye les modifications de virulence des épanchements pleuraux : « D'une façon générale, disent-ils, les liquides pleurétiques se sont montrés d'autant plus virulents qu'ils étaient prélevés à une période plus rapprochée du début de la malade : à la période initiale de l'exsudation, 10 centimètres cubes suffisaient pour tuberculiser le cobaye. Quelques semaines plus tard, avec une dose de 50 centimètres cubes, on peut échouer. Dans deux cas, ajoutent-ils, nous avons pu suivre, par des ponctions et des inoculations à intervalles successifs, la diminution progressive de virulence du liquide, au fur et à mesure que la pleurésie évoluait vers la résolution ».

En résumé, aucun procédé de laboratoire ne permet encore, aujourd'hui, d'appuyer sur une base scientifique le pronostic d'une affection tuberculeuse : le séropronostic se fonde sur une des réactions de l'organisme ; mais il ne peut fournir de notions complètes ni sur les moyens de défense du sujet, ni sur la virulence du bacille. Quant aux procédés d'inoculation, ils ne renseignent que sur la virulence du microbe et ils ne donnent aucune indication sur la résistance du malade.

Coulommiers. — Imp. Paul BRODARD.

124

Traité de Pathologie Générale

PUBLIÉ PAR

CH. BOUCHARD

MEMBRE DE L'INSTITUT, PROFESSEUR A LA FACULTÉ DE MÉDECINE DE PARIS

SECRÉTAIRE DE LA RÉDACTION

G.-H. ROGER

Professeur à la Faculté de médecine de Paris, Médecin des hôpitaux.

COLLABORATEURS :

MM. ARNOZAN — D'ARSONVAL — BENNI — P. BEZANÇON — R. BLANCHARD — BOINET — BOULAY — BOURCY — BRUN — CADIOT — CHABRIÉ — CHANTEMESSE — CHARRIN — CHAUFFARD — J. COURMONT — DEJERINE — PIERRE DELBET — DEVIC — DUCAMP — MATHIAS DUVAL — FÉRÉ — GAUCHER — GILBERT — GLEY — GOUGET — GUIGNARD — LOUIS GUINON — J.-F. GUYON — HALLÉ — HÉNOCQUE — HUGOUNENQ — M. LABBÉ — LAMBLING — LANDOUZY — LAVERAN — LEBRETON — LE GENDRE — LEJARS — LE NOIR — LERMOYEZ — LESNÉ — LETULLE — LUBET-BARBON — MARFAN — MAYOR — MENETRIER — NETTER — PIERRET — RAVAUT — G.-H. ROGER — GABRIEL ROUX — RUFFER — SICARD — RAYMOND TRIPIER — VUILLEMIN — FERNAND WIDAL.

6 volumes grand in-8°, avec figures dans le texte : **126** fr.

TOME I. 1 vol. de 1018 pages avec figures dans le texte . . . . **18** fr.
TOME II. 1 vol. de 940 pages avec figures dans le texte . . . . **18** fr.
TOME III. 1 vol. de 1400 pages avec figures, publié en 2 fascicules. . . . . **28** fr.
TOME IV. 1 vol. de 719 pages avec figures dans le texte. . . . . **16** fr.
TOME V. 1 vol. de 1180 pages in-8°, avec nombreuses figures.. . . . . . . **28** fr.
TOME VI. 1 vol. de 935 pages.. . . . . **18** fr.

PATHOLOGIE GÉNÉRALE EXPÉRIMENTALE

Les Processus Généraux

PAR

A. CHANTEMESSE
Professeur à la Faculté de Médecine de Paris
Membre de l'Académie de Médecine.

W. W. PODWYSSOTZKY
Doyen de la Faculté de Médecine d'Odessa
Professeur de Pathologie à la même Faculté.

TOME I. — Histoire naturelle de la maladie. — Hérédité. — Atrophies. — Dégénérescence. — Concrétions. — Gangrènes.

1 vol. grand in-8° de 428 pages, avec 162 figures en noir et en couleurs, broché . . . . . **22** fr.

TOME II. — Hypertrophies. — Régénérations. — Tumeurs. — Pathologie de la circulation sanguine. — Pathologie du sang. — Pathologie de la lymphe et de la circulation lymphatique. — Inflammation. — Hypothermie. — Hyperthermie. — Fièvre.

1 vol. grand in-8° de 508 pages, avec 57 figures en couleurs et 37 figures en noir . . . **22** fr.

OUVRAGE COMPLET

Traité d'Anatomie Humaine

PUBLIÉ SOUS LA DIRECTION DE

P. POIRIER et **A. CHARPY**

Professeur d'anatomie à la Faculté de médecine de Paris Chirurgien des hôpitaux.

Professeur d'anatomie à la Faculté de médecine de Toulouse.

AVEC LA COLLABORATION DE

O. AMOËDO — A. BRANCA — A. CANNIEU — B. CUNÉO — G. DELAMARE PAUL DELBET — A. DRUAULT — P. FREDET — GLANTENAY — A. GOSSET M. GUIBÉ — P. JACQUES — TH. JONNESCO — E. LAGUESSE — L. MANOUVRIER M. MOTAIS — A. NICOLAS — P. NOBÉCOURT — O. PASTEAU — M. PICOU A. PRENANT — H. RIEFFEL — CH. SIMON — A. SOULIÉ

5 vol. grand in-8°, avec 3750 figures noires et en couleurs. . . 160 fr.

TOME I. — **Embryologie**. Notions d'embryologie. **Ostéologie**. Considérations générales. Des membres. Squelette du tronc. Squelette de la tête. **Arthrologie**. Développement des articulations. Structure. Articulations des membres. Articulations du tronc. Articulations de la tête. *(Deuxième édition, entièrement refondue)*, *avec* 807 *figures* . . . . **20** fr.

TOME II. — 1er Fascicule : **Myologie**. Embryologie. Histologie. Peauciers et aponévroses. *(Deuxième édition, entièrement refondue)*, *avec* 331 *figures* . . . . **12** fr.

2e Fascicule : **Angéiologie**. (Cœur et Artères.) Histologie. *(Deuxième édition, entièrement refondue)*, *avec* 150 *figures* . . . . . . **8** fr.

3e Fascicule : **Angéiologie**. Capillaires. Veines. *(Deuxième édition, revue)*, *avec* 83 *figures*. **6** fr.

4e Fascicule : **Les Lymphatiques**, *avec* 117 *figures* . . . . **8** fr.

TOME III. — 1er Fascicule : **Système nerveux**. Méninges. Moelle. Encéphale. Embryologie. Histologie. *(Deuxième édition, entièrement refondue)*, *avec* 265 *figures*. . . . . **10** fr.

2e Fascicule : **Système nerveux**. Encéphale. *(Deuxième édition, entièrement refondue)*, *avec* 131 *figures* . . . . **10** fr.

3e Fascicule : **Système nerveux**. Les Nerfs. Nerfs crâniens. Nerfs rachidiens. *avec* 205 *figures* . . . . **12** fr.

Tome IV. — 1er Fascicule : **Tube digestif**. Développement. Bouche. Pharynx. Œsophage. Estomac. Intestins. *(Deuxième édition, entièrement refondue)*, *avec* 201 *figures*. . **12** fr.

2e Fascicule : **Appareil respiratoire**. Larynx. Trachée. Poumons. Plèvre. Thyroïde. Thymus. *(Deuxième édition, revue)*, *avec* 121 *figures*. . . . . **6** fr.

3e Fascicule : **Annexes du tube digestif**. Dents. Glandes salivaires. Foie. Voies biliaires. Pancréas. Rate. **Péritoine**. *(Deuxième édition revue)*, *avec* 448 *figures en noir et en couleurs*. . . . . **16** fr.

TOME V. — 1er Fascicule : **Organes génitaux-urinaires**, *avec* 431 *figures*. . . . . **20** fr.

2e Fascicule : **Les Organes des sens. Glandes surrénales** *avec* 554 *figures* . . . . **20** fr.

Traité d'Anatomie Pathologique

GÉNÉRALE

PAR

R. TRIPIER

Professeur d'Anatomie pathologique à la Faculté de Médecine de Lyon

1 vol. grand in-8° avec 239 figures en noir et en couleurs. . 25 fr.

Les Fractures des Os longs

Leur Traitement pratique

PAR LES DOCTEURS

J. HENNEQUIN ET **Robert LŒWY**

Membre de la Société de Chirurgie.

Ancien interne des Hôpitaux Lauréat de l'Institut.

1 vol. grand in-8° avec 215 fig. dont 25 planches représentant 222 radiographies originales . . . . 16 fr.

TRAITÉ DE CHIRURGIE

Publié sous la direction

DE MM.

Simon DUPLAY	**Paul RECLUS**
Professeur à la Faculté de médecine de Paris Chirurgien de l'Hôtel-Dieu Membre de l'Académie de médecine.	Professeur agrégé à la Faculté de médecine de Paris Chirurgien des hôpitaux Membre de l'Académie de médecine.

PAR MM.

BERGER — BROCA — PIERRE DELBET — DELENS — DEMOULIN
J.-L. FAURE — FORGUE — GÉRARD-MARCHANT — HARTMANN — HEYDENREICH
JALAGUIER — KIRMISSON — LAGRANGE — LEJARS
MICHAUX — NÉLATON — PEYROT — PONCET — QUÉNU — RICARD
RIEFFEL — SEGOND — TUFFIER — WALTHER

DEUXIÈME ÉDITION, ENTIÈREMENT REFONDUE

8 forts volumes grand in-8°, avec nombreuses figures dans le texte. . . **150** fr.

TOME PREMIER. 1 fort vol. de 912 pages, avec 218 figures . . **18** fr.
TOME II. 1 fort vol. de 996 pages, avec 361 figures. . . . . . . **18** fr.
TOME III. 1 fort vol. de 940 pages, avec 285 figures. . . . . **18** fr.
TOME IV. 1 fort vol. de 896 pages, avec 354 figures. . . . . **18** fr.
TOME V. 1 fort vol. de 948 pages, avec 187 figures. . . . . . **20** fr.
TOME VI. 1 fort vol. de 1127 pages, avec 218 figures. . . . . . **20** fr.
TOME VII. 1 fort vol. de 1272 pages, avec 297 figures dans le texte. **25** fr.
TOME VIII. 1 fort vol. de 971 pages, avec 163 figures dans le texte. **20** fr.
TABLE ALPHABÉTIQUE des 8 volumes du *Traité de Chirurgie*.

Précis de Technique opératoire

Par

les PROSECTEURS de la FACULTÉ de MÉDECINE de PARIS

Avec Introduction par le Professeur Paul BERGER

Le Précis de Technique opératoire est divisé en 7 volumes.

Tête et cou, par Ch. Lenormant. — **Thorax et membre supérieur**, par A. Schwartz. — **Abdomen**, par M. Guibé. — **Appareil urinaire et appareil génital de l'homme**, par Pierre Duval. — **Pratique courante et Chirurgie d'urgence**, par Victor Veau. — **Membre inférieur**, par Georges Labbey. — **Appareil génital de la femme**, par R. Proust.

Chaque volume, cartonné toile et illustré d'environ 200 figures, la plupart originales. . . . **4** fr. **50**

Manuel de Pathologie interne, par **Georges DIEULAFOY**, professeur de Clinique médicale à la Faculté de médecine de Paris, médecin de l'Hôtel-Dieu, membre de l'Académie de médecine. *Quatorzième édition, entièrement refondue et considérablement augmentée.* 4 volumes in-16 diamant avec figures en noir et en couleurs, cartonnés à l'anglaise, tranches rouges. **32** fr.

Manuel de Pathologie externe, par MM. **RECLUS, KIRMISSON, PEYROT, BOUILLY**, professeurs agrégés à la Faculté de médecine de Paris, chirurgiens des hôpitaux. *Septième édition entièrement refondue et illustrée de nombreuses figures.* 4 volumes in-8° . . . . **40** fr.

Chaque volume est vendu séparément. . . . . **10** fr.

Cours de Dermatologie exotique, par **E. JEANSELME**, professeur agrégé à la Faculté de médecine de Paris, médecin des hôpitaux. 1 volume in-8°, avec 5 cartes et 108 figures en noir et en couleurs . . . . **10** fr.

Précis d'Histologie, par **Mathias DUVAL**, professeur d'histologie à la Faculté de médecine de Paris, membre de l'Académie de médecine. *Deuxième édition, revue et augmentée.* 1 fort volume grand in-8° de 1020 pages, avec 427 figures dans le texte. . **18** fr.

Précis de Manuel opératoire, par **L.-H. FARABEUF**, professeur à la Faculté de médecine de Paris, membre de l'Académie de médecine. *Nouvelle édition.* 1 volume in-8°, avec 799 figures dans le texte. . . . . **16** fr.

Les Tumeurs du Rein, par **J. ALBARRAN**, professeur agrégé à la Faculté de médecine de Paris, et **L. IMBERT**, professeur agrégé à la Faculté de médecine de Montpellier. 1 volume grand in-8° avec 106 figures dans le texte, en noir et en couleurs. . . . **20** fr.

Nouveaux procédés d'exploration (*Leçons de Pathologie générale*), professées à la Faculté de Paris, par **Ch. ACHARD**, agrégé, médecin de l'hôpital Tenon, recueillies et rédigées par **P. SAINTON** et **M. LŒPER**. *Deuxième édition revue et augmentée.* 1 vol. gr. in-8° avec figures dans le texte en noir et en couleurs. **8** fr.

Les Maladies infectieuses, par **G.-H. ROGER**, professeur agrégé à la Faculté de médecine de Paris, médecin de l'hôpital de la porte d'Aubervilliers, membre de la Société de Biologie. 1 vol. in-8° de 1520 pages publié en 2 fascicules avec figures dans le texte. . . . . **28** fr.

Manuel Technique de Massage, par **J. BROUSSES**, ex-répétiteur de Pathologie chirurgicale à l'École du service de santé militaire, lauréat de l'Académie de médecine, membre correspondant de la Société de Chirurgie. *Troisième édition, revue et augmentée.* 1 volume in-16, de 407 pages, avec 66 figures dans le texte, cartonné toile souple. . . . . **4** fr. **50**

Encyclopédie Scientifique des Aide-Mémoire

PUBLIÉE SOUS LA DIRECTION DE

H. LÉAUTÉ

Membre de l'Institut

Au 1er Juin 1905, 360 VOLUMES publiés

Chaque ouvrage forme 1 volume petit in-8°, vendu :

Broché . . . . . . **2** fr. **50** | Cartonné toile. . . . . **3** fr.

Derniers volumes parus dans la section du **Biologiste** :

Les Formes chirurgicales de la Tuberculose intestinale, par LÉON BÉRARD et MAURICE PATEL, professeurs agrégés à la Faculté de Lyon.

Biologie générale des Bactéries, par E. BODIN, professeur de Bactériologie à l'Université de Rennes.

Les Bactéries de l'air, de l'eau et du sol, par E. BODIN.

L'Hygiène scolaire, par le Dr J. DELOBEL.

Analyse chimique du sang, par H. LABBÉ, chef de Laboratoire à la Faculté de médecine de Paris.

La Pelade, par les Drs A. CHATIN et F. TRÉMOLIÈRES.

Prophylaxie du Paludisme, par A. LAVERAN, membre de l'Institut et de l'Académie de médecine.

Photothérapie, La Lumière, agent biologique et thérapeutique, par A. CHATIN, préparateur chef adjoint du Laboratoire d'Electrothérapie à l'hôpital Saint-Louis et M. CARLE, ancien chef de clinique des maladies cutanées à la Faculté de médecine de Lyon.

Moustiques et Maladies infectieuses, *Guide pratique pour l'étude des moustiques,* par les Drs EDMOND et ETIENNE SERGENT, de l'Institut Pasteur de Paris, avec une préface du Dr E. ROUX.

Les épanchements pleuraux liquides, par P. LE DAMANY, professeur à l'Ecole de médecine de Rennes.

L'Oxyde de carbone (Hygiène expérimentale), par N. GRÉHANT, professeur au Muséum.

L'Insuffisance surrénale, par E. SERGENT, ancien interne, médaille d'or des Hôpitaux, et L. BERNARD, chef de clinique adjoint à la Faculté.

L'Alcoolisme et la Lutte contre l'Alcool en France, par le Dr ROMME, préparateur à la Faculté de médecine de Paris.

La Lutte sociale contre la Tuberculose, par le Dr ROMME.

L'Insuffisance hépatique, par A. GOUGET, médecin des hôpitaux.

Maladies des Organes respiratoires : *Méthode d'exploration ; signes physiques,* par le Dr LÉON FAISANS, médecin de l'hôpital de la Pitié. 2e *édition.*

Examen et Séméiotique du Cœur : *Signes physiques,* par le Dr P. MERKLEN, médecin de l'hôpital Saint-Antoine. 2e *édition.*

Aliénés méconnus et condamnés, par les Drs F. PACTET, médecin en chef de l'Asile de Villejuif, et HENRI COLIN, médecin des Asiles de la Seine et de l'Asile d'aliénés criminels de Gaillon. 2 vol. I. *Les aliénés devant la justice.* — II. *Les aliénés dans les prisons.*

Maladies des Voies urinaires, par P. BAZY, chirurgien des hôpitaux, 2e *édition.* 4 vol.

L'Analyse biologique des Eaux potables, par le Dr J. GASSER.

Précis élémentaire de Dermatologie en 5 volumes, par L. BROCQ, médecin des hôpitaux, et L. JACQUET, ancien interne de Saint-Louis. 2e *édition.*

Les Poisons de l'Organisme, par A. CHARRIN, professeur agrégé, médecin des hôpitaux, directeur adjoint du laboratoire de Pathologie générale, assistant au Collège de France. 3 vol.

La Syphilis, par le Dr VOUZELLE, ancien interne des hôpitaux. I. *Chancre et syphilis secondaire.* — II. *Syphilis tertiaire.*

Dysenterie aiguë et chronique, par A. GALLIOT, médecin en chef résident à l'hôpital maritime Saint-Mandrier de Toulon. 2 vol. I. *Symptomatologie, Traitement, Prophylaxie.* — II. *Etiologie, Bactériologie, Anatomie pathologique.*

Les Catalogues spéciaux de l'Encyclopédie Léauté (Section du Biologiste, Section de l'Ingénieur) sont envoyés sur demande.

Traité de Physique Biologique

PUBLIÉ SOUS LA DIRECTION DE MM.

D'ARSONVAL — CHAUVEAU — GARIEL — MAREY

SECRÉTAIRE DE LA RÉDACTION

M. WEISS

Ingénieur des Ponts et Chaussées
Professeur agrégé à la Faculté de médecine de Paris

3 vol. in-8° brochés. En souscription jusqu'à la publication du tome III. **70** fr.

TOME PREMIER, *Mécanique, Actions moléculaires, Chaleur,* avec 591 fig. **25** fr.
TOME SECOND, *Radiations. — Optique,* avec 665 fig. . . . . **25** fr.

SOUS PRESSE : **Tome Troisième et dernier** (*Électricité. — Acoustique*).

Introduction à l'Étude de la Médecine

par H. ROGER

Professeur à la Faculté de Médecine de Paris, Médecin de l'hôpital d'Aubervilliers.

Deuxième édition

1 volume in-8°, cartonné, suivi d'un lexique. Broché, **9** francs; cartonné, **10** francs.

EXPLORATION des FONCTIONS RÉNALES

(Étude Médico-chirurgicale)

par J. ALBARRAN

Professeur agrégé à la Faculté de Médecine de Paris, Chirurgien des Hôpitaux.

1 vol. grand in-8°, de x-604 pages avec 143 figures et graphiques en couleurs. **12** fr.

ENDOSCOPIE de l'URÈTRE et de la VESSIE

par Georges LUYS

Ancien assistant du service des voies urinaires à l'hôpital Lariboisière, ancien aide d'anatomie à la Faculté de Médecine de Paris.

Préface par le Dr Henri HARTMANN

1 vol. in-8°, avec 86 figures dans le texte et 3 planches en couleurs.
Relié toile anglaise. . 7 fr.

Traité de l'Alcoolisme

PAR LES DOCTEURS

H. TRIBOULET
Médecin des Hôpitaux.

Félix MATHIEU
Médecin de l'Assistance à domicile

Roger MIGNOT
Ancien chef de clinique à la Faculté, Médecin des Asiles publics d'aliénés

Préface de M. le Professeur JOFFROY

1 volume grand in-8°, de 480 pages. . . . . 6 fr.

GUIDE PRATIQUE DU MÉDECIN

dans les Accidents du Travail

LEURS SUITES MÉDICALES ET JUDICIAIRES

PAR

Em. FORGUE
Professeur à la Faculté de Montpellier
Correspondant de l'Académie de médecine

E. JEANBREAU
Professeur agrégé à la Faculté de Montpellier
Lauréat de la Société de chirurgie

AVEC UNE PRÉFACE DE Me **Jean CRUPPI**

1 volume in-8°, de 370 pages . . . . 4 fr. 50

L'Ankylostomiase

Maladie sociale (Anémie des Mineurs)

Biologie, Clinique, Traitement, Prophylaxie

PAR

A. CALMETTE
Membre correspondant de l'Institut et de l'Académie de Médecine
Directeur de l'Institut Pasteur de Lille

M. BRETON
Chef de clinique médicale à la Faculté de Médecine de Lille
Assistant à l'Institut Pasteur de Lille

AVEC UN APPENDICE PAR **E. FUSTER**
Secrétaire général de l'Alliance d'Hygiène sociale.

Avec figures dans le texte

1 volume in-8°, cartonné toile anglaise. . . . . 5 fr.

Thérapeutique des Maladies de la peau

PAR LE

Dr Leredde
Directeur de l'Établissement dermatologique de Paris.

1 volume in-8 de 700 pages, broché. . . . . 10 fr.

LES PSYCHONÉVROSES

ET

leur Traitement moral

LEÇONS FAITES A L'UNIVERSITÉ DE BERNE

par le Dr DUBOIS
Professeur de Neuropathologie

Avec une Préface du Professeur DÉJERINE, de Paris

DEUXIÈME ÉDITION

1 volume in-8°. . . . . 8 fr.

55408. — Imprimerie Lahure, 9, rue de Fleurus, à Paris.

www.ingramcontent.com/pod-product-compliance
Ingram Content Group UK Ltd.
Pitfield, Milton Keynes, MK11 3LW, UK
UKHW020445180726
13839UKWH00004B/1633